大医释问丛书

一本书读懂
点穴疗法

主编 杨建宇 高 泉 郭宏昌

U0242580

中原农民出版社

·郑州·

图书在版编目（CIP）数据

一本书读懂点穴疗法 / 杨建宇，高泉，郭宏昌主编 .—郑州：中原农民出版社，2020.6

（大医释问丛书）

ISBN 978-7-5542-2285-0

Ⅰ．①一… Ⅱ．①杨… ②高… ③郭… Ⅲ．①穴位按压疗法 - 问题解答 Ⅳ．① R245.9-44

中国版本图书馆CIP数据核字（2020）第069325号

一本书读懂点穴疗法

YIBENSHU DUDONG DIANXUE LIAOFA

出版社： 中原农民出版社

地址： 河南省郑州市郑东新区祥盛街27号7层

邮编： 450016 　　　　　　　　　　　　**电话：** 0371-65751257

发行： 全国新华书店

承印： 新乡市豫北印务有限公司

开本： 710mm×1010mm 　　　　　　1/16

印张： 7

字数： 97千字

版次： 2020年11月第1版 　　　　　　**印次：** 2020年11月第1次印刷

书号： ISBN978-7-5542-2285-0 　　**定价：** 28.00元

本书如有印装质量问题，由承印厂负责调换

编委会

主　编　杨建宇　高　泉　郭宏昌

编　委　陈英华　赵恩宗　郭爱师

内容提要

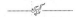

　　点穴疗法是中医特色疗法之一，由中华武术演变而来，是中医推拿学的重要组成部分。点穴疗法是将武术点穴进攻或防御的强刺激手法，改变为人体能接受的治疗手法，与一般的推拿疗法既有相似，又有区别，在临床中受到人们的普遍欢迎。

　　为了帮助大家认识和学习点穴疗法，特聘请从事点穴疗法研究的临床经验丰富的专家，对点穴疗法的基础知识以及常见病的治疗进行了详细的论述。全书详细地介绍了什么是点穴疗法，点穴疗法对人体的作用，点穴疗法的适应证等。在书中对 70 种常见病的所选穴位都详述具体位置，且书后有附图，使读者能够一看就懂，一学就会。

　　希望本书能为中医爱好者、针灸推拿从业者、中医院校学生提供重要参考，让大家更好地学习和掌握点穴疗法。

目 录

基础知识

1 什么是点穴疗法？ ……………………………………001

2 点穴疗法对人体有哪些作用？ ………………………001

3 点穴疗法的适应证有哪些？ …………………………002

4 点穴疗法的禁忌证有哪些？ …………………………002

5 点穴疗法需要注意什么？ ……………………………002

6 点穴疗法的基本手法有哪些？ ………………………003

7 点穴疗法的辅助治疗方法有哪些？ …………………012

8 点穴疗法的常用体位有哪些？ ………………………015

9 点穴疗法常用的刺激线有哪些？ ……………………016

常见病治疗

1 头痛 …………………………………………………018

2 失眠 …………………………………………………018

3 牙痛 …………………………………………………019

4 呃逆 …………………………………………………020

5 醉酒 …………………………………………………021

6 耳鸣 …………………………………………………021

7 眼疲劳 ………………………………………………022

8 迎风流泪 ……………………………………………022

9 遗精 …………………………………………………023

10 月经不调 …………………………………………024

11 痛经 ……………………………………………024

12 妊娠反应 …………………………………………025

13 妊娠浮肿 …………………………………………026

14 产后少乳 …………………………………………026

15 男性性欲低下 ……………………………………027

16 女性性欲低下 ……………………………………027

17 阳痿 ……………………………………………028

18 早泄 ……………………………………………029

19 感冒 ……………………………………………029

20 咳嗽 ……………………………………………030

21 哮喘 ……………………………………………031

22 低热 ……………………………………………032

23 慢性支气管炎 ……………………………………033

24 高血压 …………………………………………033

25 低血压 …………………………………………034

26 心脏病 …………………………………………035

27 冠心病 …………………………………………036

28 慢性胃炎 …………………………………………037

29 胃溃疡 …………………………………………038

30 胃肠神经官能症 …………………………………039

31 胃下垂 …………………………………………040

32 腹泻 ……………………………………………041

33 便秘 ……………………………………………042

34 消化不良 …………………………………………042

35 食欲不振 …………………………………………043

36 呕吐 ……………………………………………044

37 慢性肝炎 …………………………………………045

38 眩晕症 …………………………………………045

39 自主神经功能紊乱 ……………………………………………046

40 坐骨神经痛 ………………………………………………………047

41 神经衰弱 …………………………………………………………047

42 多发性神经痛 ……………………………………………………048

43 偏瘫 ………………………………………………………………050

44 糖尿病 ……………………………………………………………051

45 甲状腺功能亢进 …………………………………………………052

46 慢性肾炎 …………………………………………………………053

47 慢性前列腺炎 ……………………………………………………054

48 遗尿 ………………………………………………………………055

49 慢性盆腔炎 ………………………………………………………055

50 子宫脱垂 …………………………………………………………056

51 尿路感染 …………………………………………………………057

52 乳腺增生 …………………………………………………………057

53 假性近视 …………………………………………………………058

54 弱视 ………………………………………………………………059

55 老花眼 ……………………………………………………………059

56 扁桃体炎 …………………………………………………………060

57 鼻塞 ………………………………………………………………061

58 咽喉肿痛 …………………………………………………………061

59 颈椎病 ……………………………………………………………062

60 肩周炎 ……………………………………………………………064

61 腰肌劳损 …………………………………………………………065

62 膝关节炎 …………………………………………………………065

63 腰椎间盘突出症 …………………………………………………067

64 小儿夜啼 …………………………………………………………068

65 小儿尿床 …………………………………………………………069

66 小儿惊风 …………………………………………………………070

67 小儿感冒 …………………………………………………………070

68 小儿咳嗽 ……………………………………071

69 小儿厌食 ……………………………………072

70 小儿腹痛 ……………………………………073

71 小儿泄泻 ……………………………………074

72 小儿积滞 ……………………………………077

73 小儿便秘 ……………………………………079

74 小儿呕吐 ……………………………………080

75 小儿疳证 ……………………………………082

76 小儿近视 ……………………………………085

附 穴位图

基础知识

 什么是点穴疗法?

点穴疗法也称点穴法,是中医学宝贵遗产之一。因操作者用手指在患者体表的穴位和刺激线上施行点、压、按、揉、掐、拍和叩等不同手法治疗疾病,所以叫作点穴疗法。点穴疗法是从中华武术演变而来的一种医疗方法,是将武术点穴进攻或防御的强刺激手法,改变为人体所能接受的治疗手法。根据患者的体质、病情等进行治疗,促使已经发生功能障碍的肢体或器官恢复功能,从而达到疏通经络、调理气血、治疗疾病、防病保健的目的。

 点穴疗法对人体有哪些作用?

中医认为点穴疗法可以活血化瘀,在局部产生热疗的作用。现代医学认为点穴治疗可以使动脉舒张压降低,脉压差增大,也可以使小动脉,特别是微动脉血管中产生的外周阻力降低,促使心血管循环功能改善。一次性点穴治疗后,观察手指指甲微循环,可见血流速度增快,毛细血管的管裄口径增宽,毛细血管血液的充盈情况好转,血细胞积聚现象消失等变化,说明点穴能改善末梢微循环。点穴治疗同样能改善大脑皮质的微循环,能使大脑组织血流量增加,改善脑组织的营养物质及氧气的供给量,促进新陈代谢产物的排除量,使大脑功能恢复。

点穴治疗可以改善神经系统的传导功能,使神经系统对外界刺激的敏感性增强。点穴治疗对血液神经递质的影响,可使去甲肾上腺素及多巴胺的量减少;对 5- 羟色胺及 5- 羟吲哚乙酸的量增多,从而促进血液循环。点穴治疗能促进血液流变数的变化，实验证明能改变血液的高凝、高黏的浓聚状态，起到活血化瘀的作用。能治疗胃痉挛、肠道痉挛及某些消化系统的疾病，能治疗小儿消化不良、腹泻等。点穴治疗各种因素所致的遗尿症，效果良好。

 点穴疗法的适应证有哪些？

☯ 大脑外伤后遗症，手术后遗症，脊髓外伤合并不完全瘫痪症，脊髓灰质炎后遗症，多发性神经炎，蛛网膜粘连，各种原因所致的脑性瘫痪，面神经麻痹，臂丛神经不完全麻痹，正中神经、尺神经、桡神经不完全损伤，坐骨神经及腓总神经不完全损伤等。

☯ 颈椎综合征，落枕，肌性斜颈，腰椎后关节紊乱症，第三腰椎横突综合征，腰椎间盘突出症，腰骶及骶髂关节损伤等。

☯ 肩周炎，上下尺桡关节损伤，前臂缺血性瘢痕挛缩，腕部腱鞘炎等。

☯ 股内收肌挛缩，膝关节挛缩，马蹄内翻足等。

☯ 头痛，牙痛，呃逆，癔症，小儿消化不良，感冒，急性咽喉炎，尿失禁及遗尿症。

 点穴疗法的禁忌证有哪些？

☯ 急性病，如化脓性关节炎之急性期，急腹症，传染病等。

☯ 严重的心脏病，肺结核，恶性肿瘤等。

☯ 出血性疾病，如血友病，血小板减少性紫癜，过敏性紫癜等。

☯ 严重的皮肤病。

 点穴疗法需要注意什么？

☯ 施行点穴治疗前，给患者及其家属说明病情、治疗措施、疗程、治疗过程中会出现的问题以及预后等。

☯ 点穴治疗时，由轻到重，由缓到急，循序渐进，最后再以轻手法缓解。对小儿或久病体虚、过饥、过饱、初诊的患者，以及经期妇女等尤应如此。如患者极度疲劳、醉酒时，暂不予点穴治疗。对畸形的矫正，不宜操之过急，以免造成损伤。

☯ 点穴治疗时，手法的轻重要适宜，重病轻治实属无效，而轻病重治亦不合适。

☯ 点穴治疗后，施术部位常有酸、麻、热、胀、抽动等感觉，以及皮肤红晕，甚至皮下瘀血、全身出汗、发热等反应，对此，不需处理，可自行恢复，皮下瘀血 1 周内也会逐渐消失。对反应较重者，如出现头晕、恶心、脸色苍白或休克现象者，一般按压鼻隔，快手法掐手指、足趾甲根，即可以缓解。如因重刺激背部而出现呼吸困难或停止者，立即拍打肩、背、头部或按压腰眼、抓拿腰三角、腹肌等缓解反应。某些患者接受点穴治疗后，症状加重，一般 3～5 天加重之症状消失，同时病情亦随之好转。对此应于治疗前告诉患者，以免产生顾虑。

☯ 一般病症每日治疗 1 次。反应重者隔天 1 次。发病时间短，病情较轻者 10 天为 1 个疗程，病久形成慢性者 1～2 月为 1 个疗程。有些患者治疗到一定程度时，进展缓慢，可以停止一段时间，然后再继续治疗。

6 点穴疗法的基本手法有哪些？

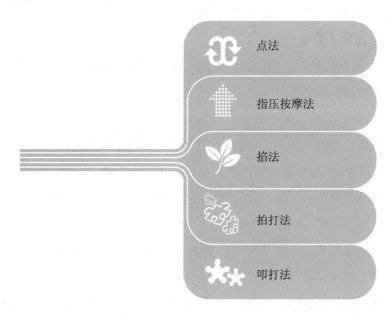

点法

指压按摩法

掐法

拍打法

叩打法

（1）点法：是点穴疗法中最基本的手法，在穴位和刺激线上均可采用此法。

1）以用力强弱不同，点法可分为轻点、中点、重点三种：

☺ 轻点。以腕关节为活动中心，主要用腕部的力量。肘、肩两关节协调配合。其力轻而富有弹性，是一种较弱的刺激方法，偏于补的作用，多用于小儿、妇女、老年以及虚证患者。

☺ 中点。以肘关节为活动中心，主要用前臂的力量，腕关节固定或半固定，肩关节予以协调配合。其力介于强弱之间，是一种中等刺激手法，可用于虚证、实证。

☺ 重点。以肩关节为活动中心，主要用上臂的力量。腕关节固定，肘关节予以协调配合，是一种强刺激手法，主要用于青壮年、体格健壮患者，软组织丰厚部位，临床表现为实证者。

练习点法一般由轻点到中点，最后练重点。轻点主要练习腕关节的弹力，中点主要练习肘关节的弹力，重点主要练习肩关节的弹力。注意叩点的快、慢频率和部位的准确性。可制成一个小沙袋，画一个如指端大小的圆圈，练叩点要求位置始终如一。练习初期不要用力太大，以各种点法的基本操作为主，熟练后逐渐用力，还需在自己身上取穴，沿刺激线的走向叩点，每处穴位均用重的手法叩点。切忌在硬物上叩点。

2）点法的手势有三种：

☺ 一指点法是以中指为主，微屈掌指关节与指间关节。食指按于中指背面，拇指指腹抵中指关节，无名、小指握紧。多用于重点时。

☺ 三指点法是以拇、食、中三指为主，微屈掌指关节与指间关节，拇指指腹抵食、中指末节，无名指、小指紧握。多用于轻点。

☺ 五指点法是五指微屈，掌指与指间关节，拇指、小指指腹靠拢呈梅花状。操作时通过肩、肘、腕关节的活动，将一身之气与力达指端，后者与穴位呈60°～90°的角，反复叩点。每秒2～3次。叩点分一虚二实，二虚二实，三虚二实，五虚二实四种节律。虚点时用力轻，速度快；实点时用力重，速度稍慢。施行点法时要求灵活，既要有弹力，又要有坚实的指力和充分的臂力，做到意到、气到、力到，刚中有柔，柔中有刚。手法要做到准确熟练有力。

（2）指压按摩法：指法简便，稍加用心便可掌握。如果你不耐烦记忆，只要记住用拇指按（别的手指为辅）就行。使多大劲儿都无妨，你可以自行掌握；光按不揉即行，又按又揉也行，尽兴而为；按多长时间都行，全凭自己掌握。至于所按穴位，只要大致不差就行，更何况还有摸到压痛点只管按下去的原则。

总之，指压按摩法的优点就是穴位单一，指法简便，不需要任何医疗工具和药物，无论何人、何时、何地均可治疗，不必担心有什么副作用。指压按摩法可以治疗多种疾病，而且疗效奇好，但是需要指出的是，这种方法并不能包治百病，尤其是那些急性病、原因未查明的病症，还是请教医生为好。而对于那些慢性病、现有药物不具明显疗效的病痛，还有寻求保健、恢复精力，都可以在家中施行自我指压按摩法，大可不必专程到医院求医问药。

1）指压按摩法的方法：

♡ 拇指法。一般来说，指压按摩法的原则是用拇指来按压穴位；只有在指压面部和腹部时，才会用其他手指。

拇指的压法为先将手臂轻松地伸直，再将拇指充分弯曲，然后把拇指的第二关节压置于欲按压的穴位上，渐渐把全身的力量加入，这便是指压按摩法的特征。

然而，大部分初学者多不能将拇指充分弯曲，所以也可改为利用第二关节指腹部进行按压，这也能收到较好的疗效，但这样做时也要尽量利用关节。经过一段时间训练之后，拇指便能渐渐弯曲了。

如果能正确地应用指压按摩法，就不必担心指甲会刺伤皮肤，而且力量也能充分发挥。由于指压时关节的感觉敏锐，所以能很快地掌握，施以适当的力量。

有些人认为"指压"可以不必考虑部位与时间，只要随意在身体上压上几分钟或几十分钟即可收效。其实不然，如果仅是为了追求身体的舒适，当然可以压上两三个小时或更长一段时间，但既然是指压按摩法，就必须掌握指压的原则。若欲求较好的效果，则应以正确的方法施术，而不要仅在皮肤上随意按压。

首先将拇指充分弯曲，把拇指的第二关节置于欲按压的穴位上。然后将心情先稳定下来，再加以力量按压，一直压到"多一分力则痛，少一分力则不舒适"的程度，持续此力数秒（从1数到3），再逐渐放松。此法即属最适宜的刺激强度。

指压的力量太强或太弱都不好，有时还会由此产生相反的效果，所以学习指压按摩法，最好能早日掌握最适宜的刺激强度。然而，初学者多不易达到这一程度，这时不妨找人请教，反复练习，久而久之就能熟练掌握指压按摩法。

在保持这种适宜的刺激强度，从1数到3的时间内，会感到压下去的手指受到一反弹力的回应，并会有一种难以言表的暖流传到拇指。这便说明在从1数到3的时间内，细胞开始兴奋，而反弹力及暖流则是细胞兴奋已达顶点的信号。所以，当这种感觉出现时，就应将按压的手指逐渐放松。

练习时一边做，一边数，先将拇指充分弯曲，把拇指的第二关节置于欲按压的穴位上，待心情稳定后就渐渐压，同时数"1、2、3、4"，当数到"5、6、7"时，则保持力量，而数到"8、9、10"时再逐渐松开。一般来说，10秒是最适宜的时间，当然也可以用15秒来练习，而速度也须相应慢一点。

指压按摩法的技巧看似简单，做来却不易，所以需要天天练习，方可掌握指压的技巧。

☯ 其他手指法。使用其他手指时，拇指则成为配角，充当主角的则是食指、中指、无名指和小指。在有些部位则需施以微妙的力，例如，指压眼睛四周肌腱等处的穴位，必须使用其他手指的指腹部或稍上的部位轻轻地置于穴位上按压。

☯ 手指重叠法。有些部位必须使用较大力量指压时，则可把左右拇指重叠起来，使力量集中在交叉点上。其做法为先将一拇指置于欲按压的穴位上，再将另一拇指按于其上。即使在手指重叠情况下，下面的拇指也必须弯曲。

☯ 手掌法。腹部是非常柔软的部位，而且腹部脏器较多，故行指压时稍有不慎或用力过大、过猛，就容易损伤内脏而危及健康，尤其是对胃肠虚弱的患者施以腹部按压时，更需要具备高超的技能。所以，最好采用手掌部位进行腹部指压，这比较安全、可靠，但仍要注意，不可以一开始就施力过大。

2）指压按摩法的位置：

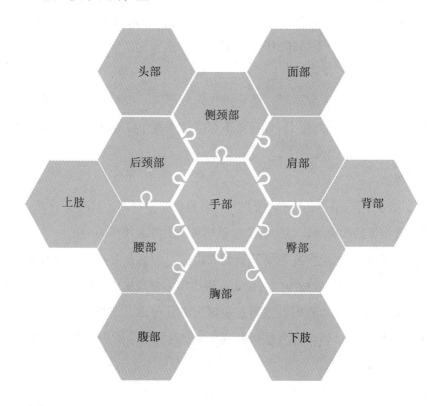

头部：

☺ 指压头部时，须将拇指充分弯曲，把拇指的第二关节置于欲按压的穴位上，用普通的力量顺垂直方向按压 10 秒。

☺ 将五指做成圆锥状，以五指指腹为界限分别在前额部、头顶部、头侧部、头后部四处用普通的力量顺垂直方向按压 5 秒后，即迅速将手抽回。

面部：

☺ 指压眼球上下左右的穴位时，须将中指指腹部稍上处依顺序置于上下眼睑的内侧轻压 15 秒。若指压上眼睑时，需将力量往下压。

☯ 眼角外侧的穴位需要指压时，须将无名指第二关节置于欲按压的穴位上，以水平方向轻轻地按压 15 秒。

☯ 指压下颌到面部中线的穴位时，须将拇指置于下颌的下方，食指、中指的指腹部置于下颌的上方，三指同时以普通的力量按压 10 秒。

☯ 指压面颊上的穴位时，须将五指做圆锥状，然后以五指指腹部为界限，置于脸的中央，稍用力向外侧按压 5 秒后，即迅速将手抽回。

侧颈部：

☯ 要指压胸锁乳突肌时，须将拇指充分弯曲，把拇指的第二关节置于其胸锁乳突肌外侧的穴位上（即由耳下至锁骨倾斜分布的肌肉），轻柔缓慢地朝水平方向按压 15 秒。

后颈部：

☯ 指压颈窝的凹陷点时，须将左、右拇指充分弯曲，且交叉成"十"字形置于欲按压的穴位上，以中等的力量朝头顶的方向按压 10 秒。

☯ 指压颈窝凹陷中左右旁开处的穴位时，须将左右拇指充分弯曲，把拇指的第二关节置于欲按压的穴位上，用中等力量按压 10 秒。

☯ 指压第三颈椎点时，须将左右拇指充分弯曲，把拇指的第二关节置于欲按压的穴位上，以中等力量朝水平方向按压 10 秒。欲指压第五颈椎点时，做法同上。

肩部：

☯ 指压三角肌前中央点时，须将拇指充分弯曲，把拇指的第二关节置于欲按压的穴位上，以中等力量朝水平方向按压 10 秒。

☯ 指压三角肌后中央点时，须将拇指充分弯曲，把拇指的第二关节置于欲按压穴位上，以中等力量朝水平方向按压 10 秒。

☯ 指压肩根穴时，须将拇指充分弯曲，把拇指的第二关节置于欲按压的穴位上，以中等力量朝垂直方向按压 10 秒。左右肩根穴可同时指压。

☯ 指压肩部中央点时，须将拇指充分弯曲，把拇指的第二关节置于欲按压的穴位上，以中等力量朝垂直方向按压 10 秒。左右肩部中央点可同时指压。

上肢：

◎指压手臂内侧时，须将拇指充分弯曲，把拇指的第二关节置于欲按压的穴位上，以中等力量朝水平方向按压10秒。

◎指压三角肌下缘时，须将拇指充分弯曲，把拇指的第二关节置于欲按压的穴位上，用中等力量朝水平方向按压10秒。

◎指压肱二头肌时，须用拇指及其他四指夹住欲按压的部位，只需用中等的力量朝水平方向分别在上、中、下三点各按压10秒即可。

◎指压桡骨侧及尺骨侧的穴位时，须将拇指充分弯曲，把拇指的第二关节置于欲按压的穴位上，用中等力量朝水平方向按压10秒。

◎指压桡骨与尺骨侧的穴位时，须将拇指充分弯曲，把拇指的第二关节置于欲按压的穴位上，用中等力量朝水平方向按压10秒。

◎指压手背与手腕相连处的穴位时，须将被指压者的手掌稍微伸直。将拇指充分弯曲，把拇指的第二关节置于欲按压的穴位上，用中等力量朝水平方向按压10秒。欲指压手掌与手腕相接处的穴位时，亦与手背部的指压法相同。

◎指压掌骨上的各穴位时，须将拇指充分弯曲，把拇指的第二关节置于欲按压的穴位上，用中等力量朝垂直方向按压10秒。

手部：

◎指压指关节两个侧面时，须以拇指第二关节与食指的指腹部夹住两侧的穴位，用中等力量朝水平方向按压10秒。

◎指压指关节间上的穴位时，须以拇指第二关节与食指指腹部上下按住穴位，用中等力量朝垂直方向按压10秒。

背部：

◎指压第七胸椎点时，须将两手拇指充分弯曲，把拇指的第二关节置于欲按压的穴位上，用中等力量朝垂直方向按压10秒。

◎指压第十胸椎点时，须将两手拇指充分弯曲，把拇指的第二关节置于欲按压的穴位上，用中等力量朝垂直方向按压10秒。

◎指压第十一胸椎点时，须将两手拇指充分弯曲，把拇指的第二关节置于欲按压的穴位上，用中等力量朝垂直方向按压10秒。

腰部：

❀ 指压第二、第三、第四腰椎点时，须将两手拇指充分弯曲，把拇指的第二关节置于欲按压的穴位上，用中等力量朝中心（即脊髓）方向按压10秒。

臀部：

❀ 指压臀部四周的穴位时，须将两手拇指充分弯曲，把拇指的第二关节置于欲按压的穴位上，用中等力量朝垂直方向按压10秒。若指压臀部中央的穴位时，方法与上述相同。若指压距臀部中央各4厘米的上、下、左、右四点时，所采用的方法与上述指法相同。

❀ 指压大转子点时，须将两手拇指充分弯曲，把拇指的第二关节置于欲按压的穴位上，用较大的力量朝水平方向按压10秒。欲指压臀部与大腿相接处的穴位时，须将拇指充分弯曲，把拇指的第二关节置于欲按压的穴位上，用较大的力量朝水平方向按压10秒。

胸部：

❀ 胸骨两侧可分开或同时进行指压。指压时，须将拇指充分弯曲，把拇指的第二关节置于欲按压的穴位上，用中等力量朝垂直方向按压10秒。

❀ 指压乳房周围的穴位时，须将五指略张开做圆锥状，并置于穴位上，轻柔、缓慢地加大力量，沿向上的方向抓，然后轻轻放开。

腹部：

❀ 指压下腹部的穴位时，须将左、右拇指充分弯曲，分别置于左右侧腹上，再沿水平方向轻柔、缓慢地按压15秒。

下肢：

❀ 指压大腿中央线上的穴位时，须将拇指充分弯曲，把拇指的第二关节置于欲按压的穴位上，用中等的力量朝垂直方向按压10秒。

❀ 指压膝关节髌骨四周的穴位时，五指略张开，以五指分布髌骨四周，用中等的力量向中心部位按压10秒。

❀ 能正确地指压小腿前部穴位，则可促进局部血液循环，使腿部有轻快、舒适的感觉，如能持之以恒地做下去，就会使腿部呈现出美丽的线条。将两手拇指成"十"字形重叠，用中等力量朝垂直方向按压 10 秒。

☺ 指压胫骨前肌时，须将拇指充分弯曲，把拇指的第二关节置于欲按压的穴位上，用中等力量朝垂直方向按压 10 秒。

☺ 指压内踝至外踝间的穴位时，须将拇指充分弯曲，把拇指的第二关节置于欲按压的穴位上，用中等力量朝垂直方向按压 10 秒。

☺ 指压跖骨间的穴位时，须将拇指充分弯曲，把拇指的第二关节置于欲按压的穴位上，用中等力量按压 10 秒。

☺ 若能正确地指压大腿后部的穴位，则可促进大腿的血液循环，使腿部感到轻快而无沉重的感觉。如能持之以恒加以按压，则可除去大腿部过多的肉，使腿部肌肉变得结实、苗条。欲指压大腿前部中央线上的穴位时，须将拇指充分弯曲，把拇指的第二关节置于欲按压的穴位上，用中等力量按压 10 秒。

☺ 指压膝关节后部的中央穴位时，须将拇指充分弯曲，把拇指的第二关节置于欲按压的穴位上，用中等力量朝垂直方向按压 10 秒。

☺ 指压小腿后部的穴位时，须将拇指充分弯曲，把拇指的第二关节置于欲按压的穴位上，用中等力量按压 10 秒。

☺ 指压跟腱上的穴位时，须将拇指及食指的指腹部抓住跟腱，以中等力量朝水平方向按压 10 秒。

（3）掐法：是用拇指指甲与食指指甲进行爪切的方法。本法只用于手、足部的指、趾甲根和指、趾关节。操作时一手固定腕、踝部，防止肢体回缩移动，另一手将患者的指、趾抬起，用拇指或食指对准穴位，进行爪切，其轻重程度、节律等可根据患者年龄、病症的虚实，酌情施术。主要用于治疗瘫痪、共济失调、头痛、感冒等症。节律每秒 2～3 次，由轻到重，切勿掐伤皮肤。

（4）拍打法：操作者用食指、中指、无名指、小指并拢，微屈，拇指指腹之尺侧与食指中节靠近，掌心呈空虚状。拍打时各指腹、大小鱼际接触被拍打部位的皮肤。

本法是一种带震动性的中等刺激手法，以肘关节活动为中心，腕关节固定或微动，肩关节协调配合。拍打胸腹时，要分别采用胸式呼吸、腹式呼吸，最好于深吸气后进行拍打。以轻为主，开始拍打 5 ～ 10 次，随着患者气力的增加，增加拍打次数和强度。注意勿伤及内脏。

本法具有行气、活血、疏通经络、健脾、补肾等作用，虚证、实证均可应用。常用以缓解因手法过重而引起的不适反应，亦可作为强身保健之法。拍打法的用力与中点法的用力相同，腕关节活动范围不宜过大，以免手掌接触皮肤时用力不均。

（5）叩打法：分指腹叩打法和指尖叩打法。指腹叩打法之手势同拍打法，即以五指之指腹接触皮肤；指尖叩打法是以五指微屈并齐，拇指尖与食指靠近。本法刺激面大，而作用同点法，操作亦与点法相同。指腹叩打法是指腹向前下方用力，多作轻刺激手法用。指尖叩打法多作重刺激手法用。其练习方法同点法。

 点穴疗法的辅助治疗方法有哪些?

（1）矫形手法：多数患者伴有肢体畸形，施行矫形手法以协助点穴手法治疗，效果较好。

1）肩部矫形手法：分四个操作方法，如遇障碍，则边做点穴治疗，边做矫形手法。这样既能做功能检查，又能找到病症所在之处，便于临床实践。

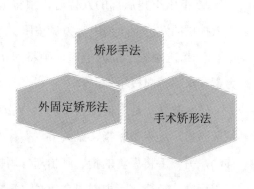

☺ 上肢高举。令患者自己，或操作者扶患肢腕部高举，达 180°为正常范围。

☺ 前臂上段擦额部。患者屈曲肘关节于 90°，以前臂上段擦额部，即擦汗动作。

☺ 摸对侧耳郭。患肢经由头颈后面，摸对侧耳郭。

☺ 拇指摸脊。患肢向后背伸，以其拇指摸脊椎棘突。

2）前臂旋后障碍矫正法：患者屈曲肘关节于90°，操作者以左手扶于肘后，固定肘关节，右手握操作前臂，向背面旋转，以矫正前臂旋后功能障碍，每次治疗操作20～30次。

3）腕部及手部矫形手法：操作者用拇指按摩患者手掌，由手心向大、小鱼际方向推进，以缓解手部小肌肉痉挛，再沿拇指、食指、中指、无名指、小指的掌面，由指根部向指端推按，以矫正手指屈曲挛缩。与此同时，操作者的食指、中指、无名指、小指并拢，以小指尺侧缘按压腕关节背面，矫正腕关节下垂畸形。每次治疗操作20～30次。

4）髋部矫形手法：

☺ 分髋法（蛙式试验法）。可让患者取仰卧位，屈曲髋关节、膝关节各90°，操作者以双手扶患者双膝内侧，向外分开，操作者双手随即向前按摩痉挛的股内收肌群，以缓解痉挛，矫正髋关节内收内旋畸形及X形腿。

☺ 直腿抬高加三指按摩法。让患者取仰卧位，伸展患肢。操作者将患肢的小腿部置于左肘关节前面，或左肩部，左手压扶于患肢膝关节前面，边压边抬高患肢；右手的食指、中指、无名指并拢，由坐骨结节处沿痉挛的肌肉条索状向下按摩，抵达半腱肌、半膜肌及股二头肌的上端。每次治疗操作20～30次，直到患肢伸直抬高的度数达正常范围为止。

☺ 髋（股骨头颈）内旋转法。患者取仰卧位，屈曲髋关节、膝关节各90°，操作者一手握扶患肢膝关节前面，另一手握扶小腿下端，两手协调做髋关节的内旋转。操作20～30次。

☺ 髋（股骨头颈）外旋转法。患者取仰卧位，屈曲髋关节、膝关节各90°。操作者一手握扶患肢膝关节前面，另一手握扶小腿下端，两手协调做髋关节的外旋转。操作20～30次。

☺ 俯卧位"4"字式矫形手法。患者取俯卧位，操作者立于床头，帮助患者屈曲患肢膝关节于90°，将小腿向内侧倾斜并使其置于床面，然后将另一腿伸直，大腿部压在屈膝而小腿内收肢体的上面，形成"4"字式。操作者一手按压患侧臀部，另一手由股直肌起端沿此肌痉挛的条索状向膝关节方向按摩，以矫正髂腰肌、股直肌痉挛。每次操作 20 ～ 30 次。

♉ 髂胫束松解手法。适用于 10 岁以内的患者。患者取侧卧位，屈曲患肢髋关节、膝关节各 90°，另一腿伸直。操作者一手扶髂嵴固定，另一手沿挛缩的髂胫束，由上向下按摩。每次治疗操作 20 ～ 30 次，使患肢膝关节抵达床面为止。即髂胫束紧张试验阴性为止。

另一操作方法为操作者左手扶膝关节，以胸部抵向前，使患者倾向后侧卧位，操作者用右手沿髂胫束的走向按摩、点压以缓解痉挛。

5）踝关节矫形手法：

♉ 压膝整足法。患者取仰卧位，屈曲患侧髋关节、膝关节各 90°，另一腿伸直。操作者一手按压膝关节上部，另一手的虎口部推患肢踝关节向后，以矫正足下垂畸形。每次治疗操作 20 ～ 30 次。

♉ 压足及小腿后面三指按摩法。患者取俯卧位，屈曲患肢膝关节于 90°，另一腿伸直。操作者左手按压前足向下，另一手的食指、中指、无名指并拢沿小腿后面的腓肠肌起始端向下按摩到达跟腱止端，用以矫正足下垂畸形。每次治疗操作 20 ～ 30 次。

6）足部矫形手法：

♉ 扳足法：让患者取仰卧位，放松患肢。操作者左手扶踝关节后面，固定踝关节，右手握前足并向外推，矫正足内翻畸形。如果矫正足外翻时，左手固定踝关节，右手握前足，以其小鱼际推足部的跗跖关节，前足向外搬。每次治疗操作 20 ～ 30 次。

♉ 按压足背法：让患者取平卧位，患足的底置于床面上，另一腿伸展。操作者以双手掌按于足背面的跗跖关节部位，用猛力突然按压，常听到响声，每次治疗只按压 1 次，用以矫正高弓足。

（2）外固定矫形法：肢体畸形手法治疗到一定程度，其效果逐渐减慢或停止前进，需要进行外固定矫形。对于足下垂或马蹄内翻足、马蹄外翻足、膝关节屈曲挛缩畸形等，宜用长腿管形石膏，固定 3 周左右。这种管型需要很厚的棉花垫以防压迫，尤其应该注意膝上、踝前、跟部及内、外踝部。如果患者主诉有痛感部位，需局部切开石膏检查。对于足部畸形可用短腿石膏固定。对于腕下垂、手指屈曲挛缩、前臂旋后障碍的患者，可用衬有厚垫的长臂或短臂衬有厚垫的管型石膏固定，使腕、指充分背伸、屈曲，前臂充分旋后，固定时间3周，注意防止石膏压迫。外固定材料亦可用塑料、钢丝及木质夹板，但均不如石膏固定理想，有些情况可以用石膏托，白天活动肢体，夜间固定。

（3）手术矫形法：有些患者的肢体畸形，用手法治疗到一定程度时，需要手术矫形。手术有以下几种：

☺ 跟腱延长术：适用于点穴、矫形手法治疗3个月以后，效果不好，而且患者年龄在7岁以上，最好是10岁以上者，可以施术治疗。不宜给学龄前儿童进行这种手术，如果复发，其后果是严重的。

☺ 股内收肌腱松解术：可用以矫正股内收肌群挛缩导致的股外展受限、剪刀腿，行走时双膝相撞及走路不稳等功能障碍。宜在手法治疗3个月以后、有必要时施术。患者年龄以3岁以后为宜，复发时可以二次手术松解。

☺ 髂胫束松解术：适用于4～5岁的患者，在手法矫形3个月以上，髂胫束未能矫正，走路时患肢外撇跛行者，可以施行髂胫束松解术，复发时可以二次手术。

 8 点穴疗法的常用体位有哪些？

为了使患者舒适并便于取穴，根据所选的穴位，指导患者采取适当的体位。如体位不当，勉强支撑，会造成患者过度疲劳，影响疗效，也会影响操作者取穴及点穴的准确性。点穴治疗常采用的体位，有以下几种：

（1）仰靠坐位：患者坐在椅子上，头后仰。适用于头面、颈前、上肢的穴位。

（2）俯伏坐位：患者屈肘于桌子上，双手重叠，其下可以垫上软垫，把头前额置于手腕部。适用于头颈、背腰、上肢的穴位。

（3）侧卧位：非施术部位在下，侧卧，上肢放在胸前，下肢伸直。适用于人体一侧面的穴位。

（4）仰卧位：平躺，上肢平放，下肢放直，或微屈，全身放松。适用于头、面、胸腹、下肢前面的穴位。

（5）俯卧位：俯卧，在胸前放一个软垫，曲收两上肢。适用于头颈、腰背、下肢后面的穴位。

除上述常用的体位之外，有些穴位需要采取特殊的体位，将在该穴取穴法中介绍。

 点穴疗法常用的刺激线有哪些？

（1）上肢刺激线：共六条。

第一条：起于掌侧横纹桡侧端，沿前臂桡侧经肱桡肌隆起线，止于肘横纹桡侧端，相当于手太阴肺经循行线的一部分。

第二条：起于腕横纹中点，沿着前臂中线，经肘关节与肱二头肌，止于肩关节前方，相当于手厥阴心包经循行线的一部分。

第三条：起于掌侧腕横纹尺侧端，沿前臂尺侧经肘止于腋前横纹头，相当于手少阴心经循行线的一部分。

第四条：起于背侧腕横纹的尺侧端，沿前臂尺侧经肘内，上臂内侧止于腋后横纹头，相当于手太阳小肠经循行线的一部分。

第五条：起于第二、第三、第四、第五掌指关节背侧，各自沿指总伸肌腱经腕背中点，沿前臂背侧中线到肘关节，相当于手少阳三焦经循行线的一部分。

第六条：起于背侧腕横纹的桡侧端，沿前臂桡侧，经肘关节外侧，沿肱二头肌间隙，肱三头肌间隙，止于肩峰，相当于手阳明大肠经循行线的一部分。

（2）下肢刺激线：共八条。

第一条：起于踝关节前面，沿胫前肌经髌骨外侧，止于髂前上棘下缘，相当于足阳明胃经循行线的一部分。

第二条：起于足五趾跖趾关节背侧，沿各自伸趾肌腱经踝关节，沿胫前肌外缘，膝关节外侧，股外侧止于髂前上棘后凹陷中，相当于足少阳胆经循行线的一部分。

第三条：起于跟腱内侧，沿腓肠肌内侧经膝关节内侧，沿股薄肌隆起线，止于此肌之止点，相当于足少阴肾经循行的一部分。

第四条：起于内踝后凹陷中，沿胫骨与腓肠肌间隙，经膝关节内侧。一条沿缝匠肌隆起线，止于髂前上棘之下；另一条沿内收大肌隆起线，止于腹股沟。相当于足厥阴肝经和足太阴脾经循行线的一部分。

第五条：起于跟腱止端，沿腓肠肌内侧隆起线，过腘横纹内侧头，半膜肌和股二头肌间隙，止于坐骨结节，相当于足太阳膀胱经循行线的一部分。

第六条：起于跟腱止端，沿腓肠肌中线，经腘窝的半腱肌、半膜肌和股二头肌间隙，止于坐骨结节，相当于足太阳膀胱经循行线的一部分。

第七条：起于外踝，沿腓肠肌外侧隆起线至腘横纹外侧头，经股二头肌隆起线，过大粗隆上缘，止于髂后上棘。相当于足少阳胆经循行线的一部分。

第八条：起于外踝，沿腓骨长肌隆起线，抵腓骨小头前下方，过髌骨外缘经股外侧肌外缘，止于髂嵴中点，相当于足少阳胆经循行线的一部分。

（3）背腰部刺激线：共二条。

第一条：起于后发际处，沿脊柱两侧3厘米处向下，止于腰骶关节之两侧，相当于足太阳膀胱经循行背部第一条侧线的一部分。

第二条：起于第一胸椎两旁，沿脊柱两侧8厘米处向下，止于骶骨上缘，相当于足太阳膀胱经循行背部第二条侧线的一部分。

常见病治疗

 头痛

（1）选穴：

天柱 在颈后区，横平第二颈椎棘突上际，斜方肌外缘凹陷中。

百会 后发际正中直上 7 寸，或头部正中线与两耳尖连线的交点处。

印堂 两眉头连线的中点。

哑门 后发际正中直上 0.5 寸。

头维 在头侧部，额角发际直上 0.5 寸，头正中线旁开 4.5 寸。

（2）操作方法：

☪ 按揉天柱穴 30～50 次，对前头痛有很好的疗效。

☪ 对于后头痛除了按揉天柱穴外，还可按压天柱穴中间的哑门穴，这样疗效更佳。

☪ 用手指推压、点压、按压百会穴，对各种头痛都有疗效。

☪ 点压、按压印堂穴，对前头痛有很好的疗效。

☪ 用指压法按摩头维穴，可治偏头痛。按压这个穴位，能感到明显的脉搏跳动，手指压揉此穴 10～20 次，即可缓解偏头痛症状。

 失眠

（1）选穴：

失眠 在内踝骨与外踝骨连线，脚跟的中心处。

完骨 耳朵后方乳状突起部位的下端，有一个稍微凹陷中。

百会 后发际正中直上 7 寸，或头部正中线与两耳尖连线的交点处。

风池 在颈部，枕骨之下，与风府穴相平，胸锁乳突肌与斜方肌上端之间的凹陷中。

太阳 在头部，当眉梢与目外眦之间，向后约一横指的凹陷中。

神门 在腕部，腕掌横纹尺侧端，尺侧腕屈肌腱的外侧凹陷中。

中脘 在上腹部，前正中线上，脐中上4寸。

关元 在下腹部，前正中线上，脐中下3寸。

（2）操作方法：

☪ 指压者力气要大，使劲按压失眠穴，每天坚持数次，就能很快显示出疗效来。

☪ 用针或牙签轻微刺激完骨穴数十次，或者按揉、点压此穴，能使人心情轻松并易于入睡。

☪ 平卧，闭目静息，用一只手指的指端用力按压百会穴，每10秒按揉10次，先顺时针方向，再逆时针方向。

☪ 以两手拇指按在两侧风池穴上，两小指按住太阳穴，其余手指放置在头部两侧，然后拇指用力，带动其他手指发力。一放一收，连按带揉，持续1～3分钟。

☪ 将两只手的拇指分别按压在中脘穴和关元穴这两个穴位上，不限左右手，然后调整呼吸。待呼吸平稳后，吸气时向下按压中脘穴，呼气时向下按压关元穴。一吸一压，一呼一压，保持住节奏，要将呼吸速度逐渐变慢，按压的力量也要随之减轻。

☪ 在人的后颈部下方，俗称颈窝的地方进行推揉，也可见起到催人入睡的作用。

 牙痛

（1）选穴：

下关 在面部耳前方，颧弓与下颌中间的凹陷中。

颊车 在面颊部，下颌角前上方，闭口咬牙时咬肌隆起，按之凹陷中。

大迎 在下颌角前方，咬肌附着部的前缘，面动脉搏动处。

合谷　在手背上，第一、第二掌骨间，第二掌骨桡侧的中点。

牙痛点　位于中指和无名指交叉处。

（2）操作方法：

☺用力按压下关穴立刻会产生酸胀感，如果力量再大一些，甚至会使整个半边脸都感到麻木。在牙痛发作不可忍耐时，按压此穴可立见疗效。

☺对颊车穴、大迎穴用力进行按揉，一般需5分钟左右，牙痛即可得到缓解。

☺牙痛不是特别严重时，可以对手上的穴位进行按摩。手部有合谷穴，也就是我们通常说的"虎口"，对它进行点按、掐揉，可以缓解牙痛。

☺对牙痛点进行强刺激，对牙痛也有一定疗效。

☺当牙痛严重的时候，还有一个简便办法，那就是按压牙痛一侧中指的指腹。具体方法是直接弓起中指，利用拇指的指甲用力按压中指指腹。如果正好压中穴位，会有轻微的抽掣痛感。为了便于寻找穴道，可以将中指从中间对分，画一道虚线，然后从右侧或左侧上方按压而下。一旦找到那个压痛点，就要用力按压。必要时也可以用线香灸治或用牙签刺激这个压痛点，一般只要反复做5～6次，就可以使疼痛缓和下来，即使无法完全止痛，至少也会不再那么疼痛难受了。

4　呃逆

（1）选穴：

翳风　耳垂后方，下颌角与乳突间凹陷中。

脾俞　在背部，第十一胸椎棘突下，旁开1.5寸。

胃俞　在背部，第十二胸椎棘突下，旁开1.5寸。

膻中　在胸部，前正中线上，平第四肋间隙，两乳头连线的中点。

（2）操作方法：

☺用双手拇指用力按住两侧翳风穴，以能坚持住为度，按压1分钟左右。一般连续操作数次，呃逆即可消失。

☺对于器质性呃逆，按压法就只能是一种辅助疗法，如果不消除造成呃逆的根本原因，怎样按压都不能真正消除呃逆。不过，使用按压法对于顽固性呃逆也有一定的缓解作用。所要注意的是，手法一定要重，要使被按压处产生酸、胀、麻、重的感觉，才会有疗效。脾俞和胃俞这两个穴位在人的背部，二者相距很近，还有膻中，对这3个穴位进行按压，力度都应大一些，持续时间也可以长一些。

☺ 对于打嗝，民间有很多颇见成效的疗法。比如，用纸捻、灯心草等物探入鼻中，诱使打嗝者打喷嚏，轻者呃逆就会停止。还可以嘱患者做深度呼吸，也可以消除呃逆。

 醉酒

（1）选穴：

腰眼 第四腰椎棘突下，旁开3～4寸凹陷中。

太冲 在足背，第一、第二跖骨结合部前方凹陷中。

（2）操作方法：

☺ 最好是一边按一边揉，一边摇动酒醉者的腰眼穴，这样可以使醉酒者尽快清醒。按压太冲穴，会有一种感觉顺腿而上，似乎直达心胸。

☺ 如果是酒后无力，可以扶墙站立，以一只脚踩在另一只脚的脚背上，用力踩一会儿，再把两只脚交换过来。这样坚持反复做几次，就会使头脑变得清醒起来。

 耳鸣

（1）选穴：

听宫 在面部，耳屏正中与下颌骨髁突之间的凹陷中。

耳门 在面部，耳屏上切迹与下颌骨髁突之间的凹陷中。

听会 在面部，耳屏间切迹与下颌骨髁突之间的凹陷中。

（2）操作方法：

☺ 可先将拇指或中指置于这几个穴位上，一边按压一边上下推动，以局部感到热胀为度。然后将两手的掌心分别按压在两个耳孔上，使耳道与外界空气隔绝，手指置于脑后。以食指指腹按在中指背面，用力弹打，发出咚咚的声音，连续弹击 20 次。再接下来以掌心紧按耳道，快速而有节律地进行鼓动，连续做 30～40 次。

☺ 还有一个方法更简单，那就是用一只手将耳朵从外侧向内侧压，盖住耳孔，然后用另一只手的食指敲击耳朵根部，耳中就会听到锐利的金属声。用这个方法治疗耳鸣很有疗效，而且对于防止脑子迟钝，也有很好的功效。

☺ 有人乘坐电梯时，也会出现耳鸣，这虽然算不上病，但却令人很不舒服。遇到这种情况，可以用食指和中指用力夹住耳朵向外拉，不用做太多次，耳鸣就可以消失。

 眼疲劳

（1）选穴：

攒竹　在面部，眉头凹陷中，眶上切迹处。

瞳子髎　在面部，目外眼角旁，眶外侧缘。

行间　在足背，第一、第二趾间，趾蹼缘的后方赤白肉际处。

（2）操作方法：

☺ 可以对攒竹、瞳子髎两穴进行重点按压。攒竹穴用力按就会觉得酸痛异常，甚至会流出眼泪来。瞳子髎穴按压时感觉不明显，但对于缓解眼周围肌肉的紧张状态有好处。

☺ 用力按压行间穴，也可以消除眼睛的疲劳。

☺ 眼睛与肩膀还有一种奇妙的联系，当人用眼过度时，肩膀就会变得僵硬。因此，按压肩膀改善僵硬状态，就会间接改善眼睛的疲劳状态。

 迎风流泪

（1）选穴：

承泣　在面部，瞳孔直下，眼球与眶下缘之间。

上星　前发际正中直上 1 寸。

攒竹　在面部，眉头凹陷中，眶上切迹处。

迎香 在鼻翼旁 0.5 寸，鼻唇沟中。

头维 在头侧部，额角发际上 0.5 寸，头正中旁开 4.5 寸。

通天 在头部，前发际正中直上 4 寸，旁开 1.5 寸。

脑空 风池穴直上 1.5 寸。

风池 在颈部，枕骨之下，与风府相平，胸锁乳突肌与斜方肌之间的凹陷中。

（2）操作方法：

☺ 按压承泣穴不用费多大力气，就可以得到酸胀感，但仅仅有这种感觉还是不能令人满意的，很多人往往是因为有了这种感觉，就以为有了疗效，便放弃了按压。其实，真正有疗效时，会有一种酸胀感向眼部放射的，请操作者一定要按压到有此感觉。

☺ 要想获得酸胀感向眼部放射的感觉，除了对承泣穴的按压要力度合适、时间持久外，以其他手法加以配合也是很重要的。常见的辅助疗法有以下几种：一是将双手拇指置于攒竹穴上，沿眉弓往返推抹 10 ～ 20 次，用力要适度，速度要均匀和缓，直到患者自感眼前豁亮，头目轻松时，方可停止推抹；二是将两手拇指置于鼻子两侧的迎香穴上，轻轻用力向上推摩至眼部，然后再拉下来，反复操作 2 ～ 5 分钟，以局部有温热感及酸胀感为宜；三是将双手拇指置于头部两侧的头维穴，然后用力向头顶部的通天穴推摩，经过 1 ～ 2 分钟后，再从脑空穴向风池穴推摩 2 ～ 5 分钟。如果推摩得法，施治部位会产生酸胀感，推摩后患者会感到头脑格外清爽。

9 遗精

（1）选穴：

神阙 在腹中部，脐中央。

关元 在下腹部，前正中线上，脐中下 3 寸。

（2）操作方法：

☺ 点按神阙穴的方法，要以揉压为主，朝尾骨方向用力。按揉时速度要缓慢，力度要适中，先向左揉，后向右揉，同样都是 180°。揉完后点压

2分钟左右。揉按完神阙穴后，再用同样的方法揉按关元穴。每晚入睡前做1次，坚持1个月，有效后可改为两天做1次。

☺在揉按过程中，还可以在神阙、关元两穴的周围进行擦搓，手法先轻后重，轻时以小腹部产生热感为佳，重时有酸胀感传至阴部最好。

 月经不调

（1）选穴：

气海 在下腹部，前正中线上，脐中下1.5寸。

中极 在下腹部，前正中线上，脐中下4寸。

子宫 在下腹部，脐中下4寸，中极穴旁开3寸。

关元 在下腹部，前正中线上，脐中下3寸。

（2）操作方法：

☺点按关元穴时，每次可达10～15分钟，每天1～2次。气海、中极、子宫等穴，也可按此法施行。

☺点按关元等穴的同时，也可用手掌施行旋转推揉。从肚脐开始，由下至上顺时针方向进行，反复进行2～4分钟。

☺患者也可以用手掌在小腹部反复揉推治疗月经不调。但要注意的是，手法应由轻至重逐渐进行，力量以透达深处为度，使子宫受到按摩。

 痛经

（1）选穴：

气海 在下腹部，前正中线上，脐中下1.5寸。

中极 在下腹部，前正中线上，脐中下4寸。

关元 在下腹部，前正中线上，脐中下3寸。

调经 在足底与足临泣穴相对的地方。

（2）操作方法：

☺这几个穴位对于痛经都有抑制作用。如果你一时分不清哪个穴位是哪个，可以试探着寻找压痛点。找到之后，就用拇指使劲往下压。不要死用力按压,而要表现出弹性来。按压 15 ～ 20 秒,手指头就弹起来,再按压下去。如此反复多次,同时不断变换着按压穴位。

◎ 待疼痛感有所缓解后,可按如下方法进行腹部按揉。

◎ 自上腹部向下腹部,再从下腹部至上腹部来回抚摸。当将腹壁抚摸得有明显的松弛感时,转入对下腹部做倒"△"形按摩:以手掌从右下腹开始→左下腹→下腹最下端中点→再回复至右下腹。如此反复按摩。

◎ 在进行上述按摩的同时,或在此之后,可以拳或掌有节奏地拳击骶部,使震动力传至骨盆区内的脏器。

◎ 刺激调经穴也可以治疗痛经。调经穴并不难找,按压的方法也很多。一般来说,自我按压时多用拇指;而为别人按压时,除了拇指外,也可用食指指腹或关节。另外,用小棒代替手指进行按压,不仅省力,效果也格外好。

12 妊娠反应

(1)选穴:

气海 在下腹部,前正中线上,脐中下 1.5 寸。

中脘 在上腹部,前正中线上,脐中上 4 寸。

关元 在下腹部,前正中线上,脐中下 3 寸。

足三里 在小腿前外侧,犊鼻穴下 3 寸,距胫骨前缘一横指。

内关 在前臂掌侧,曲泽穴与大陵穴的连线上,腕横纹上 2 寸,掌长肌腱与桡侧腕屈肌腱之间。

三阴交 在小腿内侧,足内踝尖上 3 寸,胫骨内侧缘后方。

(2)操作方法:

◎ 按压中脘穴腹内会有温热感。经过轻力度的按压后,要变按为揉,以掌根在上腹部按顺时针方向轻轻摩动,范围以中脘穴为中心,不超过一个巴掌大小。每次按压加揉摩,不要超过 3 ～ 5 分钟,每天可进行 1 ～ 2 次。

◎ 在腹部的穴位不便用力按压,而妊娠反应又没有减轻的情况下,可以加大对其他部位穴位的按压强度。足三里穴,就可以用力加以按压,以产生酸胀感并向足背传导为佳。点按手臂上的内关穴时,也要用力,以穴位有酸胀感为宜。先以右手拇指按压左侧内关穴，再用左手拇指按压右侧内关穴，方法相同，每次按压 3 ～ 5 分钟。三阴交穴可以用较大力量予以按压。

 妊娠浮肿

（1）选穴：

陷谷 脚背上第二、第三趾骨结合部前方的凹陷中。

肾俞 在腰部，第二腰椎棘突下，旁开 1.5 寸。

三阴交 在小腿内侧，足内踝尖上 3 寸，胫骨内侧缘后方。

（2）操作方法：

☺ 对下肢经过一番推揉，再对陷谷穴、肾俞穴、三阴交穴按压 10 分钟后，就可以消除下肢浮肿。如果第二天下肢浮肿又发生了，可采用本法继续治疗，直至彻底消除浮肿为止。

☺ 如果是全身性浮肿，那就应尽快找医生查明原因。在积极进行治疗的同时，也可以用其他方法进行辅助治疗。

☺ 第一种方法是以中等力度手法，做全身按推抚摸，以促进全身血液循环。

☺ 第二种方法是对腰背部进行热敷。

☺ 施行以上方法后，就可以促进肾血流量的增加，从而起到利尿消肿的效果。

 产后少乳

（1）选穴：

膻中 在胸部，前正中线上，平第四肋间隙，两乳头连线的中点。

乳中 在乳头正中央。

乳根 在胸部，乳头直下，乳房根部，第五肋间隙，前正中线旁开 4 寸。

神封 在胸部，第四肋间隙，前正中线旁开 2 寸。

（2）操作方法：

☺ 这些穴位都可以用拇指点按，或边按边揉，每个穴位按揉 5 分钟，当穴位产生酸胀感时，再换一个穴位。自我指压时，其顺序一般是先以右手拇指按揉左侧穴位，然后再以左手拇指按揉右侧穴位。

 男性性欲低下

（1）选穴：

命门 在腰部，后正线上，第二腰椎棘突下凹陷中。

次髎 在第二骶后孔中。

下髎 在第四骶后孔中。

长强 在尾骨端下，尾骨端与肛门连线的中点。

脾俞 在背部，第十一胸椎棘突下，旁开1.5寸。

肾俞 在腰部，第二腰椎棘突下，旁开1.5寸。

中脘 在上腹部，前正中线上，脐中上4寸。

关元 在下腹部，前正中线上，脐中下3寸。

（2）操作方法：

☺ 命门穴用拇指点按5～8分钟。次髎穴、下髎穴边按边揉5～8分钟。

☺ 脾俞穴和肾俞穴长时间按压可以起到强化精力、增强体力的作用。

☺ 中脘穴和关元穴可以改善男性的性功能，强健体力。操作时可以用拇指按压加按揉10分钟左右。

16 女性性欲低下

（1）选穴：

中府 在前正中线旁开6寸，平第一肋间隙处。

膻中 在胸部，前正中线上，平第四肋间隙，两乳头连线的中点。

居髎 在髋部，髂前上棘与股骨大转子最凸点与连线的中点。

行间 在足背，第一、第二趾间，趾蹼缘的后方赤白肉际处。

膈俞 在背部，第七胸椎棘突下，旁开1.5寸。

次髎 在第二骶后孔中。

下髎　在第四骶后孔中。

上髎　在第一骶后孔中。

承扶　在大腿后面，臀下横纹的中点。

（2）操作方法：

🌸 每日临睡前各穴位可施以按压加按揉8～10分钟。用拇指点按以局部胀麻为度。

 阳痿

（1）选穴：

命门　在腰部，后正中线上，第二腰椎棘突下凹陷中。

不容　在上腹部，前正中线上旁开2寸，脐中上6寸。

中脘　在上腹部，前正中线上，脐中上4寸。

天枢　在腹中部，脐中旁开2寸。

关元　在下腹部，前正中线上，脐中下3寸。

（2）操作方法：

🌸 以指压法治疗阳痿，可以先把自己的拇指放在烤灯下烤热，然后迅速压在命门穴上。等到温度下降时，再来回推擦十几下，再拿开拇指去烤热，再压上去。如此反复多次，直到感到有一股热流传到了尾骨处，才算真正有了效果。

🌸 每天晚上睡觉之前，阳痿患者还可以对腹部的不容、中脘、天枢、关元四穴进行按压。按压时身体要放松，呼吸自然。不要强行追求有热感，只要保证按压时间（每穴3～5分钟），按压时做到腹部一收一放即可。有些人做完这组指压法后，一觉醒来竟然发现自己的阴茎出现勃起。

🌸 每晚入睡前，阳痿患者最好能先用热水洗脚，然后用拇指按压脚心。按一会儿可改为揉搓，直到脚心发红方可停止。

🌸 还有一个简单易行的方法，就是在用热水洗脚的同时，双手不断摩擦，擦热后立刻放到腰部。热度消失后，再搓再放，反复摩擦，直至腰部从里向外有热感为止。

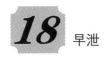 **早泄**

（1）选穴：

内关 在前臂掌侧，曲泽与大陵的连线上，腕横纹上2寸，掌长肌腱与桡侧腕屈肌腱之间。

会阴 男性在阴囊根部与肛门连线的中点。

三焦俞 在腰部，第一腰椎棘突下，旁开1.5寸。

肾俞 在腰部，第二腰椎棘突下，旁开1.5寸。

大肠俞 在腰部，第四腰椎棘突下，旁开1.5寸。

（2）操作方法：

♡ 仅在夫妻行房时，由妻子紧紧掐住丈夫双手的内关穴，一般要掐10分钟左右，当丈夫即将射精时，要尽量用力猛掐。如果掐穴不见效，应及时检查所掐穴位是否正确。如所掐穴位正确，就会产生明显的酸、麻、胀、疼痛等感觉。有时因为妻子力气不够大，也会使掐穴未能产生胀痛感，这样就可以考虑是否用不会刺破皮肤的钝头尖物按压穴位。

♡ 当早泄患者产生射精感时，用中指或食指用力按压会阴穴，也可以延缓射精。

 感冒

（1）选穴：

百会 后发际正中直上7寸，或头部正中线与两耳尖连线的交点处。

风池 在颈部，枕骨之下，与风府相平，胸锁乳突肌与斜方肌上端之间的凹陷中。

太阳 在头部，当眉梢与目外眦之间，向后约一横指的凹陷中。

上星 囟会穴前1寸或前发际正中直上1寸。

肺俞 在背部，第三胸椎棘突下，旁开1.5寸。

天突 胸骨上窝正中。

足三里 在小腿前外侧，犊鼻穴下3寸，距胫骨前缘一横指。

中脘 在上腹部，前正中线上，脐中上4寸。

梁门 在上腹部，脐中上4寸，前正中线旁开2寸。

天枢 在腹中部，脐中旁开2寸。

经渠 腕横纹上靠小指一侧桡骨内缘1寸。

太渊 掌腕横纹桡侧端，桡动脉桡侧凹陷中。

太白 在足内侧缘，足大趾本节后下方赤白肉际凹陷中。

丰隆 在小腿前外侧，外踝尖上8寸，条口穴外1寸。

扶突 喉结旁开3寸。

天鼎 在颈外侧部，胸锁乳突肌后缘，结喉旁，扶突穴与缺盆穴连线的中点。

（2）操作方法：

☽ 用推擦法治疗感冒非常有效。具体方法是把生姜（捣烂）和葱白（切碎）用纱布包裹起来，蘸热白酒推擦患者全身，可以先从头部擦起，然后推擦背部脊柱两侧，最后推擦肘窝、腘窝。推擦时要一边蘸酒一边擦，不要干擦，以皮肤出现潮红为度。

☽ 施行完推擦法后，就可以运用指压法。

☽ 运用指压法治疗感冒，如果头痛、鼻塞、流鼻涕，就要重点按揉头部的百会、风池、太阳、上星等穴，每穴按压3～5分钟即可。

☽ 如果咳嗽不停，就要重点按揉肺俞、天突、经渠等穴。

☽ 如果周身疼痛，就要重点按揉太渊、太白等穴。

☽ 如果痰多，就要重点按揉丰隆穴。

☽ 如果咽喉肿痛，就要重点按揉扶突、天鼎等穴。

☽ 如果消化不良，就要重点按揉足三里、中脘、梁门、天枢等穴。

咳嗽

（1）选穴：

列缺 屈手腕时手腕上有一条横纹，手心向前，在腕横纹上1.5寸。或两手虎口交叉，一手食指按在桡骨茎突上，指尖下凹陷中。

三阴交 在小腿内侧，足内踝尖上3寸，胫骨内侧缘后方。

膻中 在胸部，前正中线上，平第四肋间隙，两乳头连线的中点。

风池 在颈部，枕骨之下，与风府相平，胸锁乳突肌与斜方肌上端之间的凹陷中。

（2）操作方法：

☺ 对这几个穴位依次进行按压，压中带揉，每穴3～5分钟，反复进行。

☺ 民间有用拔火罐的方法治疗咳嗽的，效果很好，值得推荐。

具体方法是在肺俞穴（在背部，第三胸椎棘突下，旁开1.5寸）上针刺出血，然后拔罐，也可以第一次拔大椎（在后正中线上，第七颈椎棘突下凹陷中），第二次拔胸椎1～7椎两侧各穴。

 哮喘

（1）选穴：

大椎 在后正中线上，第七颈椎棘突下凹陷中。

风门 在背部，第二胸椎棘突下，旁开1.5寸。

肺俞 在背部，第三胸椎棘突下，旁开1.5寸。

身柱 在后正中线上，第三胸椎棘突下凹陷中。

足三里 在小腿前外侧，犊鼻穴下3寸，距胫骨前缘一横指。

咳喘点 在掌内食指和中指的交叉处。

三间 在手背第二掌骨桡侧，掌骨小头后方凹陷处。

大鱼际 在人的手掌正面拇指根处，下至掌根，伸开手掌时，明显突起的部位。

（2）操作方法：

☺ 对这几个穴位应每天进行3次按压，每穴每次按压时间不应低于5分钟。对于这几个穴位的按压，要分出轻重缓急来。

具体方法是把手伸到脖子后边，用手指边按压边移动，确定一个压痛最厉害的穴位，然后就重点对这个穴位进行按压。如果按压的力量不够，还可以用竹签刺穴或用艾条对其进行灸治。

☺ 身柱穴，对于气喘病也有很好的疗效。由于这个穴位位于背部，自己不便按压，如果求人不便，可以用膏药贴在这个穴位上。天气凉爽时可贴72 小时，天气炎热时也不要低于 48 小时，连续贴 3 次即可见效。

☼ 咳喘点在气喘发作时可用力按压，平日里坚持按压此穴，对气喘有预防作用。其次是三间穴，当气喘病发作引发剧烈咳嗽时，用力按压此穴，可以迅速起到抑制作用。

☼ 大鱼际，是指掌内拇指下方至手腕间的肌肉鼓起部分，有肺经通过，因而与呼吸系统关系密切。

平时注意按揉这个区域，使这里的血液畅通，就可以加强呼吸器官的机能，进而对气喘病起到很好的预防和治疗作用。

 低热

（1）选穴：

梁门 在上腹部，脐中上 4 寸，前正中线旁开 2 寸。

天枢 在腹中部，脐中旁开 2 寸。

巨阙 在上腹部，前正中线上，脐中上 6 寸。

风池 在颈部，枕骨之下，与风府相平，胸锁乳突肌与斜方肌上端之间的凹陷中。

风府 在颈部，后发际正中直上 1 寸，枕外隆凸直下，两侧斜方肌之间凹陷中。

命门 在腰部，后正中线上，第二腰椎棘突下凹陷中。

肺俞 在背部，第三胸椎棘突下，旁开 1.5 寸。

膈俞 在背部，第七胸椎棘突下，旁开 1.5 寸。

肾俞 在腰部，第二腰椎棘突下，旁开 1.5 寸。

足三里 在小腿前外侧，犊鼻穴下 3 寸，距胫骨前缘一横指。

三阴交 在小腿内侧，足内踝尖上 3 寸，胫骨内侧缘后方。

阳陵泉 在小腿外侧，腓骨小头前下方凹陷中。

（2）操作方法：

☼ 左右梁门、天枢、巨阙等穴每天揉按 1～2 分钟，反复进行。

☺ 在进行完重点按压之后，应实施对症治疗。

如果主要症状是头痛，就要对风池、风府等头部穴位进行按揉，同时按摩整个头皮。

如果主要症状是腰酸腿疼，就要对背部的命门、肺俞、膈俞、肾俞以及腿部的足三里、三阴交、阳陵泉等穴进行按压，同时横搓背部、四肢。以上穴位都要反复按揉 2～4 分钟。

 慢性支气管炎

（1）选穴：

天突 胸骨上窝正中。

膻中 在胸部，前正中线上，平第四肋间隙，两乳头连线的中点。

鸠尾 在上腹部，前正中线上，脐中上 7 寸。

上脘 在上腹部，前正中线上，脐中上 5 寸。

中脘 在上腹部，前正中线上，脐中上 4 寸。

肺俞 在背部，第三胸椎棘突下，旁开 1.5 寸。

大椎 在后正中线上，第七颈椎棘突下凹陷中。

脾俞 在背部，第十一胸椎棘突下，旁开 1.5 寸。

（2）操作方法：

☺ 对以上穴位可以先施行推揉法，即从天突推揉至中脘，再从中脘推揉至天突。在推揉过程中经过穴位时，便稍作停留，加以按压，待穴位处有酸胀感时就停止按压，继续推揉。一般来说，每天早晚各 1 次即可。

 高血压

（1）选穴：

天突 胸骨上窝正中。

头维 在头侧部，额角发际上 0.5 寸，头正中线旁开 4.5 寸。

风池 在颈部，枕骨之下，与风府相平，胸锁乳突肌与斜方肌上端之间的凹陷中。

归来 在下腹部，脐中下4寸，前正中线旁开2寸。

阳溪 在腕背面横纹外侧，拇指向上跷起时，拇指根下面的凹陷中。

合谷 在手背上，第一、第二掌骨间，第二掌骨桡侧的中点。

养老 在前臂背面尺侧，尺骨小头近端桡侧凹陷中。

太冲 在足背，第一、第二跖骨结合部前方凹陷中。

阳陵泉 在小腿外侧，腓骨小头前下方凹陷中。

肝俞 在背部，第九胸椎棘突下，旁开1.5寸。

（2）操作方法：

☺ 先从头维穴按起，大约按压30秒后，再移到其他穴位，反复操作3～5分钟。在按压的同时，揉摩头部两侧。

☺ 归来穴的按压时间要长一些，可达3分钟左右，应依照先轻、后重、再轻的节奏按压。如按压得法，局部会有较大的温热感，并向下肢放射，就好像有温水下流似的。

☺ 如果患者血压很高，按压阳溪、合谷穴时，能感觉到脉搏跳动得又强又急。如果发现这种情况，可千万大意不得，应该马上去医院。

一般找到阳溪、合谷穴后，就可以对它们进行按压。因为手背平时接受的刺激较多，所以在按压时必须加重力度。如果力量不足，可以将10根牙签用皮筋绑在一起，用尖端轻触穴位，直到发红为止，每天2次即可。

☺ 高血压患者除了坚持治疗外，在日常生活中还要养成测量血压的习惯。对自己的血压要做到心中有数，这一点对于治疗是很有意义的。

 低血压

（1）选穴：

极泉 在腋区，腋窝中央，腋动脉搏动处。

天池 在胸部，第四肋间隙，前正中线旁开5寸（乳头外侧1寸）。

支沟 在前臂背侧，阳池穴与肘尖的连线上，腕背横纹上3寸，尺骨与桡骨之间。

太阳 在头部，当眉梢与目外眦之间，向后约一横指的凹陷中。

阳溪 在腕背面横纹外侧，拇指向上跷起时，拇指根下面的凹陷中。

合谷 在手背上，第一、第二掌骨间，第二掌骨桡侧的中点。

内关 在前臂掌侧，曲泽与大陵的连线上，腕横纹上2寸，掌长肌腱与桡侧腕屈肌腱之间。

攒竹 在面部，眉头凹陷中，眶上切迹处。

手三里 屈肘在前臂背面外侧，阳溪与曲池连线上，曲池下2寸。

肝俞 在背部，第九胸椎棘突下，旁开1.5寸。

曲池 在肘区，在尺泽与肱骨外上髁连线中点凹陷处。

（2）操作方法：

☺ 极泉穴，腋动脉正好从这里经过。对它进行按压，有益于心脏机能的改善。因此，患心口痛的人，按压这个穴位往往疗效显著。

☺ 对天池穴进行按压，能够加强心肌的功能，改善血液循环。因而，经常按压这个穴位，胸闷者就会觉得好受多了。

☺ 支沟穴，又名飞虎，心区疼痛的人按压此穴效果很好。

☺ 低血压伴有头痛、头晕症状时，重点按压阳溪穴、合谷穴；偏头痛时则重点按压太阳穴。

☺ 低血压伴有耳鸣、目眩等症状时，重点按压攒竹穴。

☺ 低血压伴有肩背酸痛症状时，重点按压手三里穴、曲池穴。

 26 心脏病

（1）选穴：

心俞 在背部，第五胸椎棘突下，旁开1.5寸。

天池 在第四肋间隙，乳头外侧1寸。

郄门 腕横纹上5寸，掌长肌腱上桡侧腕屈肌腱之间。

劳宫 在手掌心，第二、第三掌骨之间偏于第三掌骨，握拳屈指时中指尖处。

合谷 在手背上，第一、第二掌骨间，第二掌骨桡侧的中点。

内关 在前臂掌侧，曲泽与大陵的连线上，腕横纹上2寸，掌长肌腱与桡侧腕屈肌腱之间。

（2）操作方法：

☺ 当你觉得心脏不舒服，或者检查心脏功能不正常时，就用拇指按压内关穴3～5秒，休息1～2秒，反复刺激3～5次即可。这样就可以稳定症状，并减轻甚至消除胸部不适感。

☺ 这些穴位不只是对心脏有保护作用。

☺ 与人争吵时，常会脸红脖子粗，或因某些不愉快的事情而怒气冲冲时，也会感到血往脸上涌。在这种时候，只要用力按压上面的穴位，就可以使脑内的血液恢复平衡。

☺ 心脏病患者经常会突然发现自己的心脏跳得很厉害，好像要从胸腔里蹦出来似的。这时候的当务之急就是把心跳速度降下来，而指压法正好可以在这里派上用场：①用力按压手掌上的劳宫穴，如果力度不够，可以用指甲掐，也可以用牙签刺，直到心跳变慢为止。②对掐内关穴，用力按压合谷穴，等到心率减慢时再用较轻手法按揉2分钟，以巩固疗效。③用手指按压两侧眼球，1次20～30秒。注意不可按压时间过长，操作时还要密切注意心律变化。④用拇指按住脖子一侧的颈动脉窦。颈动脉窦左右各一，颈动脉分叉处即是。一般是先压迫右侧，有效则止，如无效再压迫左侧。1次按压20～30秒，切勿两侧同时按压。

27 冠心病

（1）选穴：

膻中 在胸部，前正中线上，平第四肋间隙，两乳头连线的中点。

中脘 在上腹部，前正中线上，脐中上4寸。

内关 在前臂掌侧，曲泽与大陵的连线上，腕横纹上2寸，掌长肌腱与桡侧腕屈肌腱之间。

气海 在下腹部，前正中线上，脐中下1.5寸。

关元 在下腹部，前正中线上，脐中下3寸。

心俞 在背部，第五胸椎棘突下，旁开1.5寸。

肺俞 在背部，第三胸椎棘突下，旁开1.5寸。

膈俞　在背部，第七胸椎棘突下，旁开 1.5 寸。

风门　在背部，第二胸椎棘突下，旁开 1.5 寸。

三阴交　在小腿内侧，足内踝尖上 3 寸，胫骨内侧缘后方。

手三里　屈肘在前臂背面外侧，阳溪与曲池的连线上，曲池穴下 2 寸。

尺泽　弯肘时有一条横纹，手心向前，在横纹的外侧端。

合谷　在手背上，第一、第二掌骨间，第二掌骨桡侧的中点。

（2）操作方法：

☺ 心绞痛发作后并得到控制时，可以先不考虑穴位，在患者的肋间加以揉搓，接下来再按揉腋下区，最后点按内关穴区。如果心绞痛后胸闷症状严重，应在点按内关穴区的同时，以膻中穴为中心加以按揉，用指用掌均可。

☺ 有不少冠心病患者，在心绞痛发作前有预感。这个时候除了把救急药品准备好之外，还应自我按压合谷穴，如果力气不足，可以改压为掐，目的是保证这个穴位受到足够的刺激。

☺ 冠心病患者在心绞痛急性发作时，虽然服下了药物，但不可能马上见效，而这时候患者本人又无力进行自我按压，所以应该教会家人或身边的人掌握相应的指压法。这个方法并不难，只要对膻中、中脘两穴加以按揉，就能加速病情的缓解。

☺ 冠心病患者平时加强自我按压，要比病情发作后再施指压法效果好得多。这时所要选用的穴位有胸腹部的膻中、中脘、气海、关元，腰部有心俞、肺俞、膈俞、风门，下肢有三阴交，上肢有手三里、尺泽。这些穴位不分顺序，只要都按到揉到即可。时间也不限长短，只要有酸胀感即可。每天早晚各 1 遍，长期坚持。

 慢性胃炎

（1）选穴：

中脘　在上腹部，前正中线上，脐中上 4 寸。

膈俞　在背部，第七胸椎棘突下，旁开 1.5 寸。

肝俞　在背部，第九胸椎棘突下，旁开 1.5 寸。

脾俞　在背部，第十一胸椎棘突下，旁开 1.5 寸。

天枢　在腹中部，脐中旁开2寸。

大巨　在下腹部，脐中下2寸，旁开2寸。

气海　在下腹部，前正中线上，脐中下1.5寸。

（2）操作方法：

♡ 中脘穴加以按压、搓揉等，就可以治疗胃痛、吐酸水、呕吐、腹痛、慢性胃炎等。

♡ 喜欢喝酒的男性，常常会感到胃部不舒服，缺乏食欲。只要从中脘穴入手进行治疗，就可以让胃的功能恢复正常，食欲大振。

♡ 中脘穴不仅对胃病，对于腹部所有病症的治疗，都具有独特的疗效。

♡ 膈俞、肝俞、脾俞3个穴位呈对称分布，可以对它们施用双手拇指推揉按压，配合点按，每穴3～5分钟，与中脘穴配合起来进行按摩，效果会更好。

♡ 对天枢、大巨、气海等穴进行按揉，对治疗胃肠疾病有辅助作用。

♡ 在掌握了以上穴位后，还可根据不同症状加以变化。

♡ 在慢性胃炎按压时，一定要注意：①以上按压方法对原发性胃炎效果较好，对其他疾病引起的胃痛也有一定疗效。②发现呕血或大便掺杂有血时，应停止自我按压。③节制饮食，要心情舒畅，尤其不能暴饮、暴食、酗酒以及暴怒、过分忧思、疲劳等。

29 胃溃疡

（1）选穴：

中脘　在上腹部，前正中线上，脐中上4寸。

幽门　在上腹部，脐中上6寸，前正中线旁开0.5寸。

建里　在上腹部，前正中线上，脐中上3寸。

巨阙　在上腹部，前正中线上，脐中上6寸。

（2）操作方法：

♡ 按揉幽门、建里、中脘穴区，反复揉按2～3分钟。

♡ 如果临床症状主要是烧心、胃酸过多，就应该格外按揉建里、巨阙穴区，反复揉按2～3分钟。

◎ 上边提到穴位时，用的是穴区这个词。称穴区不用穴位，是因为让患者不仅限于按压穴位 1 个点，而要把按与揉结合起来，以穴位为中心，把揉的范围加大，这样效果会更明显一些。

30 胃肠神经官能症

（1）选穴：

期门 在胸部，乳头直下，第六肋间隙，前正中线旁开 4 寸。

中脘 在上腹部，前正中线上，脐中上 4 寸。

幽门 在上腹部，脐中上 6 寸，前正中线旁开 0.5 寸。

建里 在上腹部，前正中线上，脐中上 3 寸。

水分 在上腹部，前正中线上，脐中上 1 寸。

巨阙 在上腹部，前正中线上，脐中上 6 寸。

天枢 在腹中部，脐中旁开 2 寸。

气海 在下腹部，前正中线上，脐中下 1.5 寸。

关元 在下腹部，前正中线上，脐中下 3 寸。

梁门 在上腹部，脐中上 4 寸，前正中线旁开 2 寸。

（2）操作方法：

◎ 患有胃肠神经官能症的人，用手指按压其胸椎棘突两侧时，会有明显的压痛。这些压痛点应该成为按揉的重点。按揉时间可长可短，但要按揉到胃部有温热感，疼痛感消失，才算完全达到了预期。

◎ 胃肠神经官能症是合称，可分为胃神经官能症和肠神经官能症。对这两种病症，采用的按压穴位也应有所不同。

◎ 胃神经官能症，如泛酸、嗳气、厌食者，应重点按揉其建里、中脘穴区，反复按揉 2～3 分钟。按压时的力度要使患者感觉到压痛明显，并往四周放射。

◎ 腹胀症状明显者，应以水分穴位为按揉重点，反复按揉 1 分钟，点按半分钟。如果伴有呕吐，应重点按揉巨阙、建里穴区，反复按揉 1～2 分钟。如果是上腹疼痛，应重点按压左右幽门穴区，反复按揉 1～2 分钟。

◎ 肠神经官能症，如主要症状为腹胀、腹泻，应重点按揉水分、建里穴位，用由轻渐重手法，反复按揉 2～3 分钟，按压半分钟。

🍑 如果主要症状为肠鸣、便秘，应重点按揉建里、左右天枢穴区，反复揉按 2～3 分钟，点按半分钟，特别是要加重按点左右天枢区的压痛点，对便秘有较好疗效。如果主要症状为腹痛或腹部不适，应重点按揉气海、关元、左右梁门穴区，反复按揉 2～3 分钟，点按半分钟。

 31 胃下垂

(1) 选穴：

百会 后发际正中直上 7 寸，或头部正中线与两耳尖连线的交点处。

中脘 在上腹部，前正中线上，脐中上 4 寸。

胃俞 在背部，第十二胸椎棘突下，旁开 1.5 寸。

肾俞 在腰部，第二腰椎棘突下，旁开 1.5 寸。

脾俞 在背部，第十一胸椎棘突下，旁开 1.5 寸。

内关 在前臂掌侧，曲泽与大陵的连线上，腕横纹上 2 寸，掌长肌腱与桡侧腕屈肌腱之间。

外关 在前臂背侧，阳池与肘尖的连线上，腕背横纹上 2 寸，尺骨与桡骨之间。

气海 在下腹部，前正中线上，脐中下 1.5 寸。

三阴交 在小腿内侧，足内踝尖上 3 寸，胫骨内侧缘后方。

足三里 在小腿前外侧，犊鼻穴下 3 寸，距胫骨前缘一横指。

阴陵泉 在小腿内侧，胫骨内侧后下方凹陷中。

阳陵泉 在小腿外侧，腓骨小头前下方凹陷中。

(2) 操作方法：

🍑 以常规指压法治疗胃下垂，首先按揉百会穴 50～100 次，然后擦揉背部的大椎穴 40～60 次，按揉胃俞、肾俞、脾俞等穴 40～60 次，再回过头来按揉腹部的中脘、气海穴，最后对手臂上的内关、外关穴，腿部的三阴交、足三里、阴陵泉、阳陵泉进行按揉，每个穴位按压次数为 40～60 次。

🍑 以上方法每天要做 2 遍，晚上 1 遍可躺在床上进行，如能配合仰卧起坐和托胃手法（仰卧，微屈双膝，两手重叠，右手在下按于小腹左侧胃底，四指用力，反复上托胃底部），效果会更显著。

�🌑 为了加强指压的效果，每天早晚可在施行完指压法后于床上或垫子上做下列动作：

屈膝抬臀：仰卧，屈膝，两脚抵床面，将臀部抬起——吸气，放下——呼气。抬起时肛门同时收缩上提，放下时，全身放松。重复 30 次。

仰卧起坐：仰卧，两臂放两侧，不屈膝坐起。一开始做感到困难时，可将脚尖兜住床沿，或在脚头放枕头压住。坐起时吸气，不要憋气，并要求腹部肌肉尽量用力。躺下时，呼气，并放松全身。重复 30 次。

双腿抬高：仰卧，两侧下肢用劲，膝部伸直，同时腹部肌肉内收。一开始，交替将一条腿抬起，习惯了以后，可以将两条腿同时抬起，使腿越过头顶，在脑后触地。开始练习难度较大不可能时，将两腿抬起与臀部成 60°～70° 角也就可以了。重复 30 次。

32 腹泻

（1）选穴：

中脘 在上腹部，前正中线上，脐中上 4 寸。

关元 在下腹部，前正中线上，脐中下 3 寸。

天枢 在腹中部，脐中旁开 2 寸。

内庭 在足背，第二、第三趾间，趾蹼缘后方赤白肉际处。

气海 在下腹部，前正中线上，脐中下 1.5 寸。

三阴交 在小腿内侧，足内踝尖上 3 寸，胫骨内侧缘后方。

足三里 在小腿前外侧，犊鼻穴下 3 寸，距胫骨前缘一横指。

合谷 在手背上，第一、第二掌骨间，第二掌骨桡侧的中点。

（2）操作方法：

🌑 如果是饮食不当造成的腹泻，可以将手掌搓热，迅速推擦患者的中脘、关元、气海穴，每个穴位 10 分钟，以患者感到发热发酸为度。

🌑 如果是急性腹泻，在吃完止泻药后，可以指压内庭、中脘、天枢穴，一压一放，每穴 100 次，每日治疗 1 次即可。一般施术 1 ～ 2 次即可痊愈。

☺ 对于慢性腹泻，也可以按上法进行按压。与此同时，还可以配合一压一放合谷、足三里、三阴交各穴，每穴各按压 100 下。

☺ 患腹泻时，尤其是急性腹泻，往往伴有强烈的腹痛。这个时候如果对阴陵泉、三阴交穴加以重力按压，就可以立见功效。

33 便秘

（1）选穴：

中脘 在上腹部，前正中线上，脐中上 4 寸。

章门 在侧腹部，第十一肋游离端的下方。

大横 在腹部，脐中旁开 4 寸。

百会 后发际正中直上 7 寸，或头部正中线与两耳尖连线的交点处。

（2）操作方法：

☺ 中脘、章门和大横可以变按压为揉摩。揉摩时要按顺时针方向进行，当掌下触及腹腔内硬物时，摩动要缓慢柔和，待腹部变软后，摩动可略快。

☺ 自始至终手法都要轻缓，一点一点地慢慢加力，目的就是增强肠蠕动，使肠壁内津液润通，促使粪便排出。

☺ 在便秘状况有所改善后，敲打百会穴 2 ～ 5 分钟，或者按压拇指与食指之间的合谷穴，可以较好地巩固治疗效果。

34 消化不良

（1）选穴：

中脘 在上腹部，前正中线上，脐中上 4 寸。

肾俞 在腰部，第二腰椎棘突下，旁开 1.5 寸。

脾俞 在背部，第十一胸椎棘突下，旁开 1.5 寸。

大肠俞 在腰部，第四腰椎棘突下，旁开 1.5 寸。

气海 在下腹部，前正中线上，脐中下 1.5 寸。

足三里 在小腿前外侧，犊鼻穴下 3 寸，距胫骨前缘一横指。

阳陵泉：在小腿外侧，腓骨小头前下方凹陷中。

（2）操作方法：

☺ 当一般人吃完饭感到胃部不舒服时，都会不自觉地用手按揉肚子。用按压方法治疗消化不良也是这样，可让对方仰卧，按揉其腹部15分钟，在按揉过程中，要用指尖重点刺激中脘、气海穴，按揉的动作要轻柔。

☺ 一般来说，经过上述按揉后，消化不良的症状就会减轻，但不要就此为止，还应令对方俯卧，用推法沿脊柱两侧施治，重点刺激脾俞、肾俞、大肠俞诸穴每穴1分钟。然后按揉足三里、阳陵泉，每穴1分钟。

 食欲不振

（1）选穴：

中脘 在上腹部，前正中线上，脐中上4寸。

太阳 在头部，在眉梢与目外眦之间，向后约一横指的凹陷中。

内关 在前臂掌侧，曲泽与大陵连线上，腕横纹上2寸，掌长肌腱与桡侧腕屈肌腱之间。

气海 在下腹部，前正中线上，脐中下1.5寸。

三阴交 在小腿内侧，足内踝尖上3寸，胫骨内侧缘后方。

涌泉 在足底部，卷足时足前部凹陷中，约足底第二、第三趾趾缝纹端与足跟连线的前1/3与后2/3交点。

（2）操作方法：

☺ 肠胃消化吸收能力减弱造成的食欲不振比较容易治疗，只要加强锻炼就可以了，同时对中脘穴加以按压。中脘穴对胃部是一个极为重要的穴位，喝完酒后觉得胃部不舒服，没有食欲，这时候如能按压中脘穴，就可以让胃部的功能恢复正常，食欲增加。

☺ 长期精神紧张引起的食欲不振很麻烦，它可以说是一种神经性的食欲不振。近年来，有许多年轻貌美的女性，因为怕胖就节制饮食，结果患上了厌食症，就是肚子饿了也吃不下去饭。

☺ 对于神经性的食欲不振，仅仅活跃其消化器官的机能还是不管用的，因为他们不是真的缺乏食欲，而是主观地压抑食欲。因此，对于这些人施行按压法时，应该从那些比较敏感的穴位着手，或者说选择那些压痛感强烈的穴位着重进行按压，如太阳、合谷、内关、三阴交、涌泉穴。这样做的目的就是激发患者的生命机能，培养他们对外界刺激的接受能力。当他们全身的生命机能开始活跃起来后，再按压中脘穴以及周围的穴位，就可以收到事半功倍的效果。

 呕吐

（1）选穴：

下脘　在上腹部，脐中上 2 寸。

合谷　在手背上，第一、第二掌骨间，第二掌骨桡侧的中点。

内关　在前臂掌侧，曲泽与大陵的连线上，腕横纹上 2 寸，掌长肌腱与桡侧腕屈肌腱之间。

天突　胸骨上窝正中。

璇玑　在胸部，前正中线上，天突穴下 1 寸。

梁丘　屈膝，在大腿前面，髂前上棘与髌底外侧端的连线上，髌底上 2 寸。

中脘　在上腹部，前正中线上，脐中上 4 寸。

气海　在下腹部，前正中线上，脐中下 1.5 寸。

足三里　在小腿前外侧，犊鼻穴下 3 寸，距胫骨前缘一横指。

公孙　在足内侧缘，第一跖骨基底部的前下方。

太冲　在足背，第一、第二跖骨结合部前方凹陷中。

（2）操作方法：

☺ 合谷、内关穴，用拇指按压这两个穴位时，不仅时间要长，不能低于 10 分钟，力量还要大，一定要使患者感觉到明显的酸、麻、胀才行。一般来说，按压 3～5 次后，恶心的感觉就会消失。

☺ 如果是因为食积而发生的呕吐，下脘、璇玑穴则应该成为按压重点。

☺ 如果呕吐者伴有胃部极度不适，甚至出现胃部痉挛，那么最有效的指压穴位就是梁丘穴。

☺只要用力指压此处，就会觉得特别疼痛，而胃部难受的感觉却会随着这种疼痛而缓解下来。

☺还有一些穴位对于消除呕吐的不快感觉是很有效的，比如中脘、气海、足三里、公孙、太冲。只要对它们加以按压，就能减轻胸中的烦恶。

☺如果你觉得这些穴位不好记，还有个更简便的办法，那就是用两手拇指放在后腰脊椎两侧轻轻揉动 1～2 分钟，也能起到较好的作用。

 慢性肝炎

（1）选穴：

脾俞 在背部，第十一胸椎棘突下，旁开 1.5 寸。

肝俞 在背部，第九胸椎棘突下，旁开 1.5 寸。

中脘 在上腹部，前正中线上，脐中上 4 寸。

期门 在胸部，乳头直下，第六肋间隙，前正中线旁开 4 寸。

日月 在上腹部，乳头直下，第七肋间隙，前正中线旁开 4 寸。

（2）操作方法：

☺脾俞、肝俞穴是公认的治疗腹部各种脏器疾病的最有效的穴位。任何一个脏器出了毛病，都可以从这两个穴位着手进行治疗。慢性肝炎自然也不例外。

☺对于中脘、期门、日月穴依次进行按压，不仅对慢性肝炎有疗效，对胆囊炎、十二指肠溃疡、胃炎等消化系统的疾病也有疗效。

 眩晕症

（1）选穴：

睛明 在面部，目内眼角上方凹陷中。

印堂 两眉头连线的中点。

太阳 在头部，在眉梢与目外眦之间，向后约一横指的凹陷中。

听宫 在面部，耳屏前，下颌骨髁状突的后方，张口时呈凹陷中。

翳风 耳垂后方，下颌角与乳突间凹陷中。

风池 在颈部，枕骨之下，与风府相平，胸锁乳突肌与斜方肌上端之间的凹陷中。

百会 后发际正中直上7寸，或头部正中线与两耳尖连线的交点处。

合谷 在手背上，第一、第二掌骨间，第二掌骨桡侧的中点。

内关 在前臂掌侧，曲泽与大陵的连线上，腕横纹上2寸，掌长肌腱与桡侧腕屈肌腱之间。

外关 在前臂背侧，阳池与肘尖的连线上，腕背横纹上2寸，尺骨与桡骨之间。

足三里 在小腿前外侧，犊鼻穴下3寸，距胫骨前缘一横指。

三阴交 在小腿内侧，足内踝尖上3寸，胫骨内侧缘后方。

（2）操作方法：

☺ 按睛明、印堂、太阳、听宫、翳风、风池、百会穴的顺序加以按揉。在按揉睛明穴时，最好连带着按揉一会儿眼睑；按揉太阳穴时，最好连带着推抹一下前额，这样效果会更好一些。以上方法要反复进行，每次应坚持10分钟左右。

☺ 经过按揉之后，如果眩晕症状有所改善，就可以进行一些辅助治疗。对于眩晕症有辅助疗效的穴位有合谷、内关、外关、足三里、三阴交穴。对它们进行按压时，没有什么顺序要求，时间长短不限，只要手法轻柔一些就行。

39 自主神经功能紊乱

（1）选穴：

膻中 在胸部，前正中线上，平第四肋间隙，两乳头连线的中点。

中脘 在上腹部，前正中线上，脐中上4寸。

心俞 在背部，第五胸椎棘突下，旁开1.5寸。

百会 后发际正中直上7寸，或头部正中线与两耳尖连线的交点处。

天柱 在颈部，大筋之外缘后发际中，后发际正中旁开1.3寸。

公孙 在足内侧缘，第一跖骨基底部的前下方。

（2）操作方法：

☺ 膻中、中脘穴对于外来刺激都非常敏感，因而如能用牙签或艾条加以刺或灸，都会收到很好的效果。在按压膻中、中脘两穴的同时，如能配合按压背部的心俞穴，效果更佳。

☺ 在实施完以上重点按压后，可以自行敲打百会穴，每天敲打几次这个穴位，每次数十下，不出半个月，整个人就会显得神采飞扬，朝气蓬勃。

☺ 按压天柱穴，对消除头部僵硬有很好的效果；而按压公孙穴，则有利于睡眠。

 坐骨神经痛

（1）选穴：

阴陵泉 在小腿内侧，胫骨内侧后下方凹陷中。

殷门 在大腿后面，承扶与委中的连线上，承扶下 6 寸。

委中 在腘横纹中点。

承山 在小腿后面正中，委中与昆仑之间，伸直小腿或足跟上提时，腓肠肌肌腹下出现尖角的凹陷中。

肾俞 在腰部，第二腰椎棘突下，旁开 1.5 寸。

（2）操作方法：

☺ 阴陵泉、殷门、委中、承山穴可用点按的方法施术，每穴 40～60 次。然后从臀部到足踝拳击 5～7 遍，搓下肢 5～7 遍。

☺ 有的坐骨神经痛患者，腰痛症状比较明显，可以在进行完上述按摩之后，着重揉擦肾俞穴 30～50 次，擦腰部痛点 30～50 次，重擦腰骶 50～60 次。

 神经衰弱

（1）选穴：

百会 后发际正中直上 7 寸，或头部正中线与两耳尖连线的交点处。

梁门 在上腹部，脐中上 4 寸，前正中线旁开 2 寸。

关元 在下腹部，前正中线上，脐中下 3 寸。

中极 在下腹部，前正中线上，脐中下 4 寸。

血海 屈膝，在大腿内侧，髌底内侧端上 2 寸，股四头肌内侧头的隆起处。

天柱 在颈部，大筋之外缘后发际中，后发际正中旁开 1.3 寸。

巨阙 在上腹部，前正中线上，脐中上 6 寸。

梁丘 屈膝，在大腿前面，髂前上棘与髌底外侧端的连线上，髌底上 2 寸。

三阴交 在小腿内侧，足内踝尖上 3 寸，胫骨内侧缘后方。

（2）操作方法：

☺ 百会穴的下方，就是神经与经络以及中枢机能的集中点。每天可以用拳头轻叩此处 20～30 次，顺便揉按颈窝附近的天柱穴 5～8 分钟，每天坚持 3 次。大约 10 天以后，神经衰弱的症状就会好转。

☺ 对于主要症状为头痛头晕、健忘、乏力、烦躁的神经衰弱患者，除了进行上述按摩外，还要重点对梁门穴区施治，反复揉按 3 分钟，用拇指点按 1 分钟左右。另外还要横搓上肢、背部的脊柱两侧，时间为 3～5 分钟。

☺ 对于主要症状为遗精、阳痿的神经衰弱患者，要重点对关元、中极穴区施治，反复揉按 3 分钟，用拇指点按 1 分钟。

☺ 对于主要症状为食欲不振的神经衰弱患者，要重点对巨阙穴区施治，反复揉按 3 分钟，用拇指点按 3 分钟。此外还要横搓脊柱两侧的肝俞穴区和下肢的血海、梁丘、三阴交穴区，每次揉按 3～5 分钟。

☺ 对于任何类型的神经衰弱患者来说，按压脊椎和胸椎部位都是有好处的。这是因为，神经衰弱患者都有身体向前倾的毛病，而身体向前倾就会带动脊椎和胸椎向前弯曲。这两个部位长期处于这种不自然的姿势下，会对身体造成很不好的影响。对这两个部位坚持按压，有利于维持身体的平衡，进而改善神经衰弱的症状。

 42 多发性神经痛

（1）选穴：

志室 第二腰椎棘突下，旁开 3 寸。

命门 在腰部，后正中线上，第二腰椎棘突下凹陷中。

大椎 在后正中线上，第七颈椎棘突下凹陷中。

肩井 大椎穴与肩峰端连线的中点。

脾俞 在背部，第十一胸椎棘突下，旁开 1.5 寸。

三焦俞 在腰部，第一腰椎棘突下，旁开 1.5 寸。

中脘 在上腹部，前正中线上，脐中上 4 寸。

合谷 在手背上，第一、第二掌骨间，第二掌骨桡侧的中点。

外关 在前臂背侧，阳池与肘尖的连线上，腕背横纹上 2 寸，尺骨与桡骨之间。

内关 在前臂掌侧，曲泽与大陵的连线上，腕横纹上 2 寸，掌长肌腱与桡侧腕屈肌腱之间。

风市 大腿外侧部的中线上，腘横纹上 7 寸或直立垂手时，中指尖处。

足三里 在小腿前外侧，犊鼻穴下 3 寸，距胫骨前缘一横指。

三阴交 在小腿内侧，足内踝尖上 3 寸，胫骨内侧缘后方。

（2）操作方法：

☺ 按压志室、命门穴的方法正确时，会有一种热感向下体发射，对于阳痿、遗精都有一定疗效。

☺ 按压大椎穴、肩井穴的方法时，要先从背后的大椎穴、肩头的肩井穴开始，连按带揉 2～3 分钟。

☺ 然后向下移动，按压脾俞穴和三焦俞穴，各穴 2～3 分钟。

☺ 再接下来转到前边的中脘穴，先按后揉，可用整个手掌以中脘穴为中心做圆形按揉。

☺ 此后分别对两手上的合谷穴，两臂上的内关穴、外关穴进行点按，力量要大一些，时间也可以长一些。

☺ 最后对风市穴、足三里穴、三阴交穴进行按揉，时间和力度与手法相同。

☺ 每天早晚各做 1 次，一般来说，坚持 10 天左右就可见效。

43 偏瘫

（1）选穴：

肩井 大椎穴与肩峰端连线的中点。

肩贞 在肩关节后下方，胳膊内收时，腋后纹头上1寸。

曲泽 在肘横纹中，肱二头肌腱的尺侧缘。

郄门 腕横纹上5寸，掌长肌腱上桡侧腕屈肌腱之间。

支沟 在前臂背侧，阳池穴与肘尖的连线上，腕背横纹上3寸，尺骨与桡骨之间。

手三里 屈肘在前臂背面外侧，阳溪与曲池的连线上，曲池穴下2寸。

环跳 在股外侧部，侧卧屈股，股骨大转子最凸点与骶管裂孔连线的外1/3与内2/3交点。

委中 在腘横纹中点。

承山 在小腿后面正中，委中与昆仑之间，伸直小腿或足跟上提时，腓肠肌肌腹下出现尖角的凹陷中。

外关 在前臂背侧，阳池与肘尖的连线上，腕背横纹上2寸，尺骨与桡骨之间。

内关 在前臂掌侧，曲泽与大陵的连线上，腕横纹上2寸，掌长肌腱与桡侧腕屈肌腱之间。

肝俞 在背部，第九胸椎棘突下，旁开1.5寸。

胆俞 在背部，第十胸椎棘突下，旁开1.5寸。

肾俞 在腰部，第二腰椎棘突下，旁开1.5寸。

（2）操作方法：

♡可按肩贞、曲泽、郄门、内关、外关、支沟、手三里诸穴位进行按揉后，再抓起患者瘫痪一侧的手臂，做外展和肘关节伸屈运动。还可以对其腕关节和指关节做一些被动的伸屈动作。

♡肩井这个穴位对偏瘫有特别好的疗效。做完穴位按揉后，可扳住患者的肩膀做前后回转动作。然后再按住患者头部两侧，使其颈部被动地做向左向右的回旋动作。

☺ 在做背部按压后，做肝俞、胆俞、肾俞、气海俞穴位按压，可沿患者脊椎两侧进行推揉，自上而下反复2～3次。

☺ 环跳、承山、委中穴要加以重点按揉，这些穴位对于偏瘫也有较好疗效。做完穴位按揉后，可配合做一些膝关节、踝关节屈伸等动作。

 糖尿病

(1)选穴：

胰点 位于肚脐斜上方2厘米左右的位置上，左右对称分布。

外关 在前臂背侧，阳池与肘尖的连线上，腕背横纹上2寸，尺骨与桡骨之间。

内关 在前臂掌侧，曲泽与大陵的连线上，腕横纹上2寸，掌长肌腱与桡侧腕屈肌腱之间。

肝俞 在背部，第九胸椎棘突下，旁开1.5寸。

(2)操作方法：

☺ 胰点、内关、外关、肝俞这几个穴位同时用拇指按压，每次10分钟，每天3次，如能坚持10天以上，就会使糖尿病的症状有所缓解。

☺ 糖尿病患者大多有烦渴多饮、尿频量多的症状，如果这种症状在某一段时间内特别突出，就要加按大椎穴（在后正中线上，第七颈椎棘突下凹陷中）和尺泽穴（弯肘时有一条横纹，手心向前，在横纹的外侧端）。

☺ 在施行指压法期间，有的患者食量会增加，这时要注意不可放纵自己，要节制食欲，以适当米面配以蔬菜、豆类、瘦肉和鸡蛋为宜，禁食肥甘、辛辣之品。

☺ 糖尿病是一种顽症，因而不能指望指压法完全解决问题，对其他疗法不应拒绝。有许多偏方对于糖尿病还是很有效的。比如每天喝一小杯米醋；猪胰加水炖服，糯稻秆泡水代茶饮。

45 甲状腺功能亢进

（1）选穴：

睛明 在面部，目内眼角上方凹陷中。

风池 在颈部，枕骨之下，与风府相平，胸锁乳突肌与斜方肌上端之间的凹陷中。

手三里 屈肘在前臂背面外侧，阳溪与曲池的连线上，曲池穴下2寸。

外关 在前臂背侧，阳池与肘尖的连线上，腕背横纹上2寸，尺骨与桡骨之间。

内关 在前臂掌侧，曲泽与大陵的连线上，腕横纹上2寸，掌长肌腱与桡侧腕屈肌腱之间。

合谷 在手背上，第一、第二掌骨间，第二掌骨桡侧的中点。

足三里 在小腿前外侧，犊鼻穴下3寸，距胫骨前缘一横指。

三阴交 在小腿内侧，足内踝尖上3寸，胫骨内侧缘后方。

太溪 在足内侧、内踝后方，内踝尖与跟腱之间的凹陷中。

昆仑 外踝与跟腱之间凹陷中。

章门 在侧腹部，第十一肋游离端的下方。

太冲 在足背，第一、第二跖骨结合部前方凹陷中。

脾俞 在背部，第十一胸椎棘突下，旁开1.5寸。

膻中 在胸部，前正中线上，平第四肋间隙，两乳头连线的中点。

中脘 在上腹部，前正中线上，脐中上4寸。

神门 在腕部，腕掌横纹尺侧端，尺侧腕屈肌腱的外侧凹陷中。

肾俞 在腰部，第二腰椎棘突下，旁开1.5寸。

（2）操作方法：

🌸 常见指压法是首先按揉睛明穴，按摩眼眶，推抹前额，按揉风池穴和颈椎两侧，然后按揉背部的大椎穴，接下来按揉手臂上的手三里、内关、外关穴以及手部的合谷穴，最后按揉下肢的足三里、三阴交穴以及足部的太溪、昆仑穴。

☺ 如果患者的突出症状是颈肿、眼突，性急易怒，面颧发火，怕热多汗，口苦目赤，就应在常规按压之外，增加按揉肾俞、章门穴，点按太冲穴。

☺ 如果患者的突出症状是一侧或两侧颈肿日渐增大，软而不痛，胸闷肋痛，干咳声哑，吞咽困难，就应在常规按摩之外，增加点按脾俞穴，按揉膻中、中脘穴。

☺ 如果患者的突出症状是心悸怔忡，心烦不寐，颈项肿大，视物模糊，多食易饥，手足震颤，消瘦多汗，就应在常规按摩之外，增加掐揉神门穴，按揉肾俞穴。

46 慢性肾炎

（1）选穴：

章门 在侧腹部，第十一肋游离端的下方。

水分 在上腹部，前正中线上，脐中上1寸。

中极 在下腹部，前正中线上，脐中下4寸。

水道 在下腹部，脐中下3寸，前正中线旁开2寸。

归来 在下腹部，脐中下4寸，前正中线旁开2寸。

建里 在上腹部，前正中线上，脐中上3寸。

梁门 在上腹部，脐中上4寸，前正中线旁开2寸。

巨阙 在上腹部，前正中线上，脐中上6寸。

气海 在下腹部，前正中线上，脐中下1.5寸。

天枢 在腹中部，脐中旁开2寸。

涌泉 在足底部，卷足时足前部凹陷中，约足底第二、第三趾趾缝纹端与足跟连线的前1/3与后2/3交点。

（2）操作方法：

☺ 对于浮肿明显的慢性肾炎患者，用力按压水分穴，很快就会在生殖器部位有感觉，甚至会产生排尿感，因而这个穴位主治小便不利。按压中极穴不像按压水分穴感觉那么明显，但它对泌尿生殖系统疾病都有很好的疗效。

☺ 对于腰部酸痛的肾炎患者，应重点按揉水道、归来穴区。水道、归来两穴位置相距甚近，其中水道穴对肾炎、膀胱炎、睾丸炎、尿潴留的效果尤为明显。

☺ 建里、梁门、章门、巨阙、气海、天枢等六区都可以施以指压，但要注意的是，指压时手法为按中有揉，以揉为主，而且不要局限于某个穴位一个点上，而是要以穴位为中心把按揉中心逐渐扩大开来，每个穴位按揉1～2分钟，反复进行。

☺ 为了提高疗效，在施行指压法之后，可以横搓脚心的涌泉穴区半分钟，掐脚趾缝间和脚趾尖2分钟。

 慢性前列腺炎

（1）选穴：

上髎 在第一骶后孔中。

次髎 在第二骶后孔中。

中髎 在第三骶后孔中。

下髎 在第四骶后孔中。

（2）操作方法：

☺ 以指压法治疗慢性前列腺炎，首先要做的不是对相关穴位进行间接刺激，而是要对前列腺进行直接刺激。具体方法如下：

☺ 带橡皮手套或食指带指套，蘸石蜡液后，食指插入肛门，在前壁能用手指端摸到前列腺，按压前列腺，先左后右，再按压中间，挤出前列腺液。按压前列腺左、右、中三条线，由上而下按压，反复十数遍，使内分泌液渗出为好。如发现前列腺有硬结的部位要多做按压。前列腺的直接按压每周1次或2周1次即可。

☺ 在直接按压的同时，可以按压上髎、次髎、中髎、下髎穴位，对于腰骶关节疾患、坐骨神经痛、小儿麻痹后遗症都有较好的疗效。由于这几个穴位比较集中，按压时可以统一进行，这样功效较大。按压上髎、次髎、中髎、下髎穴治疗慢性前列腺炎，按压的时间要长一些，按1遍至少要在10分钟以上。按压时每个穴位都要有得气感，这样才可以反射性地使前列腺收缩，排出炎性分泌物，每日至少进行1次。

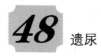 遗尿

（1）选穴：

中极 在下腹部，前正中线上，脐中下4寸。

利尿 神阙与耻骨联合上缘连线的中点。

次髎 在第二骶后孔中。

秩边 在背部，第四骶椎棘突下，旁开3寸。

三阴交 在小腿内侧，足内踝尖上3寸，胫骨内侧缘后方。

（2）操作方法：

♡ 点按中极穴，以右手拇指抵住中极穴，微微用力按压5分钟，以穴位有酸胀感为宜。每日1～2次。

♡ 点按利尿穴，用双手拇指将其按住，压力逐渐加大，持续5～15分钟。每日1～2次。

♡ 点按次髎穴，取坐位，双手反向骶部，以双侧食指先抵住次髎穴，微微用力揉按5分钟，以穴位有酸胀感为宜。再以同法点按秩边穴。每日1～2次。

♡ 按揉三阴交穴，以右手拇指按在左侧下肢的三阴交穴；微微用力按揉5分钟，然后再以左手拇指按揉右侧的三阴交穴，方法、时间相同。每日1～2次。

 慢性盆腔炎

（1）选穴：

脾俞 在背部，第十一胸椎棘突下，旁开1.5寸。

肾俞 在腰部，第二腰椎棘突下，旁开1.5寸。

关元 在下腹部，前正中线上，脐中下3寸。

章门 在侧腹部，第十一肋游离端的下方。

合谷 在手背上，第一、第二掌骨间，第二掌骨桡侧的中点。

曲池 在肘区，在尺泽与肱骨外上髁连线中点凹陷处。

足三里 在小腿前外侧，犊鼻穴下3寸，距胫骨前缘一横指。

(2)操作方法：

☺ 以常规指压法治疗慢性盆腔炎，首先按揉脾俞、肾俞穴，同时以较重的手法揉搓腰部，然后以较轻手法按揉关元、章门穴，同时轻揉小腹，接下来按揉合谷、曲池穴，最后按揉足三里穴。

☺ 如果患者疼痛症状明显，可以另外用双手同时擦大腿根部各50次，使血脉畅通。

 子宫脱垂

(1)选穴：

大椎 在后正中线上，第七颈椎棘突下凹陷中。

脾俞 在背部，第十一胸椎棘突下，旁开1.5寸。

肾俞 在腰部，第二腰椎棘突下，旁开1.5寸。

肩井 大椎穴与肩峰端连线的中点。

膻中 在胸部，前正中线上，平第四肋间隙，两乳头连线的中点。

气海 在下腹部，前正中线上，脐中下1.5寸。

阴陵泉 在小腿内侧，胫骨内侧后下方凹陷中。

阳陵泉 在小腿外侧，腓骨小头前下方凹陷中。

合谷 在手背上，第一、第二掌骨间，第二掌骨桡侧的中点。

三阴交 在小腿内侧，足内踝尖上3寸，胫骨内侧缘后方。

(2)操作方法：

☺ 用指压方法可以对子宫脱垂进行治疗，先按揉百会穴60～100次→搓大椎穴40～60次→按揉肩井穴10次→按揉合谷穴10次→按揉脾俞10次→揉擦肾俞10次→点搓腰骶→按揉膻中10次→按揉气海10次→揉小腹→按阴陵泉10次→按阳陵泉10次→揉按三阴交穴10次。

51 尿路感染

(1) 选穴：

膀胱俞 在骶部，第二骶椎棘突下，旁开 1.5 寸。

肾俞 在腰部，第二腰椎棘突下，旁开 1.5 寸。

委阳 在腘横纹外侧端，股二头肌腱的内侧。

关元 在下腹部，前正中线上，脐中下 3 寸。

三阴交 在小腿内侧，足内踝尖上 3 寸，胫骨内侧缘后方。

(2) 操作方法：

以指压法治疗尿路感染，所选穴位主要有背部的肾俞、膀胱俞穴，腹部的关元穴，下肢的三阴交、委阳穴。

具体手法是每穴先用力点按，然后按揉，最后以穴位为中心扩大按揉范围。顺序是先背部，后腹部，最后是下肢部，每天早晚各 1 次。

在进行以上按压时，应将背部的肾俞、膀胱俞穴作为重点，而且用力要重一些，以便刺激肾脏、输尿管、膀胱的机能，使结晶化的尿酸尽快溶解，随尿液排出体外。

在每次施行完指压法后，都不要忘记喝两大杯温水或加入柠檬汁的温水，这个做法对治疗尿路感染很有好处，也是治疗膀胱炎的有效方法之一。

52 乳腺增生

(1) 选穴：

大椎 在后正中线上，第七颈椎棘突下凹陷中。

命门 在腰部，后正中线上，第二腰椎棘突下凹陷中。

乳根 在胸部，乳头直下，乳房根部，第五肋间隙，前正中线旁开 4 寸。

膻中 在胸部，前正中线上，平第四肋间隙，两乳头连线的中点。

(2) 操作方法：

妻子取俯卧位，丈夫站于其右侧，先用双侧手掌沿督脉从大椎穴至命门穴推摩 3 ～ 5 次，然后按揉乳根、膻中穴，每穴每次按揉 3 ～ 5 分钟，每日 1 次，7 次为 1 个疗程。手法以中等力度为宜。

☺ 妻子取仰卧位，丈夫站于其左侧，用双手掌顺时针方向先后揉两乳乳中，并逐渐波及整个乳房，每次每侧乳房揉 5 分钟，然后用拇指按揉膻中、乳根穴各 5 分钟，每日 1 次，7 次为 1 个疗程。中等力度为宜。

☺ 也可以自我按压治疗乳腺增生，具体操作方法如下：

按揉乳房：取坐位，先以右手掌根按顺时针方向按揉左侧乳房 5 分钟，以乳房有胀热感为宜，然后以同法用左手掌根按揉右侧乳房，每天 1～2 次。

推摩两肋：取坐位，先以右侧手掌反复推摩左肋约 5 分钟，以左肋有微热感为宜，然后以同法用左手掌推摩右肋。每日 1～2 次。

点按膻中：以右手拇指抵住膻中，微用力揉按 5 分钟，以穴位有酸胀感为宜。每日 1～2 次。

点按乳根：以右手拇指抵住左侧乳根，微用力揉按 5 分钟，以穴位有酸胀感为宜，然后以同法用左手拇指揉按右侧乳根。每日 1～2 次。

推按肿块：用食、中指抵住肿块，微用力向乳中方向推近 3～5 分钟，以局部微发热为宜。每日 1～2 次。

揉按肿块：用拇指抵住肿块中点，微微用力顺时针揉按 3～5 分钟，以局部微微发热为宜。每日 1～2 次。

 假性近视

（1）选穴：

睛明 在面部，目内眼角上方凹陷中。

攒竹 在面部，眉头凹陷中，眶上切迹处。

丝竹空 在面部，眉梢凹陷中。

瞳子髎 在面部，目外眼角旁，眶外侧缘。

太阳 眼外侧凹陷中。

承泣 在面部，瞳孔直下，眼球与眶下缘之间。

（2）操作方法：

☺ 以上各穴每次每穴按压 6～10 下，每日早晚各 1 次。按压时要保持安静，闭上眼睛，按压后要远望。

☺患有假性近视的人，手腕和足踝大都会呈现紧张、硬化的状态，因此，在指压眼部穴位后，应该全身放松，摇摆或弯曲手腕，或者做回转运动。

☺按摩食指和中指并充分加力按压和揉搓，对于治疗假性近视也有很大的功效。如果指部按揉和手腕、足踝运动一起做，可以更快恢复正常视力。

 弱视

（1）选穴：

睛明 在面部，目内眼角上方凹陷中。

攒竹 在面部，眉头凹陷中，眶上切迹处。

鱼腰 眉毛的中心。

阳白 在前额部，瞳孔直上，眉上1寸。

百会 后发际正中直上7寸，或头部正中线与两耳尖连线的交点处。

丝竹空 在面部，眉梢凹陷中。

瞳子髎 在面部，目外眼角旁，眶外侧缘。

承泣 在面部，瞳孔直下，眼球与眶下缘之间。

肝俞 在背部，第九胸椎棘突下，旁开1.5寸。

（2）操作方法：

☺以指压法治疗弱视，以上各穴每次每穴按压8～10下，手法要轻柔，每日早晚各1次。按压时患者要保持平卧，闭上眼睛。

 老花眼

（1）选穴：

百会 后发际正中直上7寸，或头部正中线与两耳尖连线的交点处。

四白 在面部，眼珠直下，眶下孔凹陷中。

肾俞 在腰部，第二腰椎棘突下，旁开1.5寸。

风池 在颈部，枕骨之下，与风府相平，胸锁乳突肌与斜方肌上端之间的凹陷中。

光明 在小腿外侧，外踝尖上5寸，腓骨前缘。

足三里 在小腿前外侧，犊鼻穴下3寸，距胫骨前缘一横指。

太冲 在足背，第一、第二跖骨结合部前方凹陷中。

太溪 在足内侧、内踝后方，内踝尖与跟腱之间的凹陷中。

肝俞 在背部，第九胸椎棘突下，旁开1.5寸。

（2）操作方法：

☺ 对以上各穴位加以按揉点压，可起到明目开窍的作用，从而减轻老花眼的症状。

☺ 在对以上穴位进行按揉时，每日可数次进行，以10日为1个疗程，休息数日后再继续点穴治疗。如此反复4～5个疗程，可以休息数月，然后再治疗4～5个疗程，直到满意为止。

56 扁桃体炎

（1）选穴：

合谷 在手背上，第一、第二掌骨间，第二掌骨桡侧的中点。

百会 后发际正中直上7寸，或头部正中线与两耳尖连线的交点处。

东风 位于下颌角下缘，颈动脉前方。

扁桃体 位于下颌内下方约一横指。

（2）操作方法：

☺ 根据民间经验，当发生急性扁桃体炎时，手上的合谷穴位会生出一个硬结。这时候可以用拇指按住这个硬结，用力按揉，多次反复按揉，直至硬结消失，疾病就会痊愈。

☺ 百会穴按压之后，可改用虚拳拍打，拍打时如能蘸上凉水，效果会更好。

☺ 对扁桃体发炎直接有效的是东风、扁桃体穴。当扁桃体炎发作期间，按压这两个穴位显然不大合适，但可以轻揉，也可以用针刺，用艾灸，效果都不错。

☺ 用指压法治疗扁桃体炎，不能指望立见功效，世界上还没有这样的特效药。但指压法的远期疗效却是不容忽视的。所以，当不能马上见到疗效时，万万不可因失望而放弃。

❤ 还有一个办法也对扁桃体炎有治疗作用，在这里不妨给大家介绍一下：准备一盆热水，加入适量食盐，如果右侧扁桃体发炎则将左侧的脚浸入其中，每次浸泡5分钟左右。

 鼻塞

（1）选穴：

迎香　鼻翼旁0.5寸，鼻唇沟中。

（2）操作方法：

❤ 如果右鼻孔阻塞，身体就朝左方扭动；如果是左鼻孔阻塞，身体就朝右方扭动。或者俯卧在床上，将双脚举起来，口中喊"一、二、三"的口号，一边喊一边用脚后跟轮流敲打尾骨，反复做2～3分钟。

❤ 以指压法治疗鼻塞，对迎香穴进行按压，会有一种很强烈的酸麻感。很多人都觉得忍受不了，如果你觉得按压迎香穴很难受，可以改按为揉。将食指放在鼻子两侧的迎香穴上，以此为中心上下揉动。一般揉到百次时，就可以消除鼻塞症状。

❤ 除了鼻塞之外，患有面部神经麻痹的人，也可以采取上述方法。不仅如此，还有很多疾病可以通过按揉鼻子周围的穴位得到治疗。

 咽喉肿痛

（1）选穴：

哑门　后发际正中直上0.5寸。

风府　在颈部，后发际正中直上1寸，枕外隆凸直下，两侧斜方肌之间凹陷中。

大椎　在后正中线上，第七颈椎棘突下凹陷中。

人迎　在颈部，结喉旁，胸锁乳突肌的前缘，颈动脉搏动处。

天突　胸骨上窝正中。

孔最 屈手腕时手腕上有一条横纹，手心向前，在腕横纹上7寸。

合谷 在手背上，第一、第二掌骨间，第二掌骨桡侧的中点。

肺俞 在背部，第三胸椎棘突下，旁开1.5寸。

脾俞 在背部，第十一胸椎棘突下，旁开1.5寸。

肝俞 在背部，第九胸椎棘突下，旁开1.5寸。

肾俞 在腰部，第二腰椎棘突下，旁开1.5寸。

涌泉 在足底部，卷足时足前部凹陷中，约足底第二、第三趾趾缝纹端与足跟连线的前1/3与后2/3交点。

（2）操作方法：

☺ 如果病情比较重，应该首先从咽部及肩部开始施法，对于风府、哑门、大椎穴，可以用指压法施以按压或掐按，然后改为按揉，以局部有酸胀感并沿颈后正中线向下传导为宜。对于人迎、天突穴，要以推揉手法为主，切勿用力按压，以局部皮肤发红发热，患者有松快感为宜。

☺ 孔最、合谷穴也对解除咽喉肿痛有很好的疗效。孔最穴，手指用力按压此穴，然后以原姿势不动旋转，即可达到刺激效果。过3～5分钟，停1～2秒，然后再继续。如此在左右手臂穴位上反复施行5次左右。在对孔最穴施以按压时，不要忘记对合谷穴施以按压，以局部有酸麻胀及放射感为最佳。

☺ 如果病情轻微，则可以从背部开始施法。肺俞、脾俞、肝俞、肾俞，每穴按揉1分钟，以局部有温热感为宜，接下来将四指并拢，放在双脚的涌泉穴处，用力揉搓5分钟。用力由轻渐重，速度由慢渐快，以脚心有透热感觉为宜。

59 颈椎病

（1）选穴：

风池 在颈部，枕骨之下，与风府相平，胸锁乳突肌与斜方肌上端之间的凹陷中。

大椎 在后正中线上，第七颈椎棘突下凹陷中。

肩井 大椎穴与肩峰端连线的中点。

合谷 在手背上，第一、第二掌骨间，第二掌骨桡侧的中点。

肺俞 在背部，第三胸椎棘突下，旁开 1.5 寸。

心俞 在背部，第五胸椎棘突下，旁开 1.5 寸。

（2）操作方法：

♡ 以指压法治疗颈椎病，首先按揉风池穴和颈椎两侧，然后从上而下擦抹颈椎，两掌相对擦抹颈部，接下来按压大椎穴，按揉肩井穴，最后按揉合谷穴。在施行上法时，可以配合做颈部锻炼，如两手握住颈部，向前后左右方向做伸屈及旋转运动。

♡ 同急性腰扭伤一样，颈椎病患者对于自己的颈部施法多有不便，这时候可以请求别人帮忙。

患者正坐位，操作者立其后，用拇指按揉法施治于颈椎棘突两旁的肌肉，自上而下，每侧 20～30 次。手法同上，在两侧肩胛骨上施治，每侧 2 分钟。左手在颈棘突旁的右侧肌肉用拇指施按揉法，右手托住患者的下巴做颈部的右旋，反之，做左旋，每侧转动 5～8 遍（动作缓缓而行）；一手拇指按揉颈椎棘突，另一手放在患者枕部做颈部前屈，约 5 遍，然后，将放在枕部的手放到前额做颈部的后伸，约 5 遍。

同上体位，操作者双手放在患者的下巴处（不要压迫喉部），患者的枕部紧贴操作者的胸部，此时让患者颈部前屈 5～10 次，然后托下巴的双手缓缓地向上提起，做颈椎的拔伸，持续约 1 分钟后，再缓缓地做颈项的左右旋转，每侧 5～8 遍，做毕，再缓缓地放下拔伸的颈椎。

在患者的曲池、合谷穴位做按揉法，每穴 20～30 秒，然后捻搓患者各个手指，搓揉其上肢。

患者仍坐，操作者立其后，按揉肩井穴 5～8 遍。

若遇有头昏、头胀者可加用头部穴位指压手法。遇胸闷不适者，可加用对肺俞、心俞等穴的按揉，每穴 1～2 分钟。

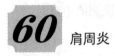

肩周炎

（1）选穴：

大椎 在后正中线上，第七颈椎棘突下凹陷中。

肩井 在肩部，大椎穴与肩峰端连线的中点。

曲池 在肘区，在尺泽与肱骨外上髁连线中点凹陷处。

内关 在前臂掌侧，曲泽与大陵的连线上，腕横纹上2寸，掌长肌腱与桡侧腕屈肌腱之间。

外关 在前臂背侧，阳池与肘尖的连线上，腕背横纹上2寸，尺骨与桡骨之间。

（2）操作方法：

☼ 以指压法治疗肩周炎，可以应用以痛为穴的原则。用手指自患侧颈部向肩峰处按压而去，只要发现压痛点，就立即施以重手法的按揉。把所有的压痛点按揉完毕后，可以对这个区域进行整体按揉5～10分钟。

☼ 施法之后，患者可以在别人的协助下进行肩部关节功能锻炼。其具体方法是：操作者将与患者患侧相反方向的手放患者患肩上，另外一只手握住其患侧前臂，协助其肩部做前屈、后伸、内收、外展及旋转活动。如果患者的患处出现牵拉、酸胀、微痛感，就说明功能锻炼达到了预期。

☼ 在肩部和手臂部，有许多穴位对于肩周炎有较好的疗效，它们既可以单个施压，也可以连成系列施以按压。首先按擦大椎穴，揉按颈部，然后按揉肩井、曲池、内关、外关穴，接下来按压合谷穴，最后对上肢内外侧来一次全面擦揉。

☼ 手部跟手臂相通的穴位在无名指上，肩关节的位置在手臂的根部，而治疗肩周炎的穴位也就在无名指的根部。用食指指尖在无名指关节附近一点点地轻戳，如果有抽痛感，那就是穴位所在处。对此处施以按压，会产生很好的效果。

☼ 每次指压完毕后，都应举起手臂来活动一下肩关节。治疗肩周炎的秘诀，就在于不断地活动肩部关节，这是提高疗效的好办法。

腰肌劳损

（1）选穴：

大椎 在后正中线上，第七颈椎棘突下凹陷中。

陶道 在背部，后正中线上，第一胸椎棘突下凹陷中。

身柱 在后正中线上，第三胸椎棘突下凹陷中。

上髎 在第一骶后孔中。

次髎 在第二骶后孔中。

中髎 在第三骶后孔中。

下髎 在第四骶后孔中。

肾俞 在腰部，第二腰椎棘突下，旁开1.5寸。

腰阳关 在腰部，后正中线上，第四腰椎棘突下凹陷中。

（2）操作方法：

♡ 以指压法治疗腰肌劳损，首先就要寻找到压痛点，然后用力加以按压，直至局部有酸胀感为止。

♡ 按完压痛点后，可令患者俯卧位，沿脊柱两侧自上而下推揉，手法由轻而重，遇到相关穴位就加重手法，并且稍加停留。反复10遍以上。每日或隔日1次。

♡ 在实施指压法期间，配合以腰部的功能锻炼也是十分有益的，如两足分开站立，双手叉腰，扭动腰部做顺时针和逆时针回转运动。每日2次，每次操练1～2分钟。

 膝关节炎

（1）选穴：

膝阳关 在膝外侧，阳陵泉穴上3寸，股骨外上髁上方的凹陷中。

阳陵泉 在小腿外侧，腓骨小头前下方凹陷中。

梁丘 屈膝，在大腿前面，髂前上棘与髌底外侧端的连线上，髌底上2寸。

鹤顶 膝盖的顶部。

膝眼 髌尖两侧凹陷中。

风市 在大腿外侧部的中线上，腘横纹上7寸或直立垂手时，中指尖处。

血海 屈膝，在大腿内侧，髌底内侧端上2寸，股四头肌内侧头的隆起处。

足三里 在小腿前外侧，犊鼻穴下3寸，距胫骨前缘一横指。

上巨虚 在小腿前外侧，犊鼻穴下6寸。

髀关 在大腿前面，髂前上棘与髌底外侧端的连线上，屈臀时，平会阴，居缝匠肌外侧凹陷中。

（2）操作方法：

◎ 风湿及类风湿关节炎经常侵犯的部位除了手指、腕关节外，就是膝关节。受害关节局部可见红肿、疼痛、发热和运动受限，并有转移性。一般来说，膝关节炎不会破坏关节功能，但发展到后期，会造成关节僵硬畸形。

◎ 以指压法治疗膝关节炎应结合体操进行，即一边做体操，一边对有效穴位进行按揉。在此之前，要用温水擦洗关节部位，或者进行热敷，等到膝关节部位的皮肤有些潮红，再开始施行指压法。

坐在椅子上，两腿齐肩宽分开，将膝关节有病的一条腿踩在椅前的小板凳上。两手掌抱住膝关节的两侧，两掌根同时在膝关节两侧做圆圈形推揉。选用穴位为膝阳关、阳陵泉、梁丘。

操作者坐在椅子上，两腿齐肩宽分开，两手拇指放在患者的膝盖上部，其余四指在膝盖下部，上下来回揉捏膝关节半分钟。选用穴位为鹤顶、膝眼。

操作者两手掌交叠，压在贴近患者膝关节的大腿上，进行圆圈形揉捏，然后在膝关节的下部，即小腿的上部做同样的动作。膝关节上下各做揉捏10～20次。选用穴位为梁丘、风市、血海、足三里、上巨虚。

操作者侧坐在椅子边，一条腿屈膝，脚尖跷起。右手握住患者的膝关节，用拇指从膝关节到大腿根，做圆圈形揉捏，然后又做挤压。动作持续半分钟。选用穴位为髀关、梁丘。

操作者坐在椅子上，将患者一条腿架在一条凳子上，膝下垫一个枕头，使膝盖稍微抬起。左手在后，右手在前握住膝关节上肌肉用力揉搓，使关节上的皮肤感到有点发热为止。可不考虑穴位。

坐在椅子上，一条腿自然下垂到地板上，另一条腿架在前面的小凳上，两手先压住膝关节的一侧，然后正面，再后面做一松一弛的合抱挤压。各挤压 8～10 次。可不考虑穴位。

☺ 如果两腿关节都有病，则调换一下姿势，另一条腿也照样做。

 腰椎间盘突出症

（1）选穴：

居髎 在髋部，髂前上棘与股骨大转子最凸点与连线的中点。

环跳 在股外侧部，侧卧屈股，股骨大转子最凸点与骶管裂孔连线的外 1/3 与内 2/3 交点。

阴陵泉 在小腿内侧，胫骨内侧后下方凹陷中。

三阴交 在小腿内侧，足内踝尖上 3 寸，胫骨内侧缘后方。

委中 在腘横纹中点。

（2）操作方法：

当腰椎间盘突出症处于慢性持续期时，可采取下列按压方法。

☺ 患者俯卧位，操作者站其体侧，用掌根揉法施治于患者两侧腰肌、腰骶或骶髂关节（肌紧张侧和压痛点做重点治疗）约 5 分钟。

☺ 在病变部位（腰椎棘间旁开处压痛点），用掌根向健侧前下方挤压 20～30 次。

☺ 在患侧臀部用滚法或掌根按揉法治疗 3～5 分钟，然后用拇指按揉患侧的居髎穴和环跳穴及压痛点，分别为 30 秒。

☺ 患者取健侧卧位，操作者用掌根按揉法在其坐骨大孔处（大转子与坐骨结节之凹陷中）施治 2～3 分钟，然后用掌根按压其大腿外侧（自大转子向膝由上向下滑行）5～8 次，再用拇指按揉小腿外侧（自阴陵泉向外髁由上而下进行）5～8 次，并做腰部斜扳法。

☺ 患者仰卧位，若为上腰椎间盘突出症者，在患侧的股内收肌和大腿前侧用滚法和掌根按揉法治疗 2～3 分钟；若为下腰椎间盘突出症者，令患侧膝关节屈曲，用拿法施治于大腿和小腿后侧，由上而下进行约 5 次，再做被动的直腿抬高动作。

☺ 患者仰卧位，操作者站在其体侧，用中指指面按揉委中穴，随后用抖法施治于下肢，再做双下肢（同时或分别均可）的搓法。

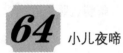

64 小儿夜啼

（1）选穴：

神阙 在腹中部，脐中央。

劳宫 在手掌心，第二、第三掌骨之间偏于第三掌骨，握拳屈指时中指尖处。

外劳宫 在手背中央与劳宫穴相对处。

涌泉 在足底部，卷足时足前部凹陷中，约足底第二、第三趾趾缝纹端与足跟连线的前 1/3 与后 2/3 交点。

（2）操作方法：

☺ 神阙穴指压 1～2 分钟后，改按为揉。以肚脐为中心，把按揉范围逐渐扩大到整个腹部。

☺ 经过按揉后，如果孩子变得安静下来，可以把孩子的衣服脱光（室内温度必须合适），对小儿全身进行按摩，如果小儿能在轻柔的按摩中入睡，就会睡得很实，一般情况下不会再哭闹起来。

☺ 如果小儿夜间哭闹的程度不太重，入睡前可对其劳宫穴和涌泉穴做重点按揉。

☺ 按揉内劳宫穴时不要太用力，微微用力后就要将手指抬起，每次按压 10～20 次。按压外劳宫穴应加揉法，取顺时针方向 4～20 分钟。

☺ 涌泉穴按压可以稍微用一些力，最好能压迫到有疼痛感，时间为 2～4 分钟。但要注意的是，如果小儿正患腹泻，此穴应慎用。

☺ 如果在按压过程中，小儿已入睡，按压揉动也不要停止，力度不要减轻反而要加重，因为孩子和大人不同，一旦睡熟就不容易被弄醒。

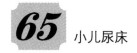 小儿尿床

（1）选穴：

龟尾 在尾椎的尖端。

太冲 在足背，第一、第二跖骨结合部前方凹陷中。

（2）操作方法：

☺ 对龟尾穴和太冲穴都要连按带揉，一般要达到百次以上才能见效。

☺ 小儿遗尿与受寒有一定关系。因此，每晚入睡前，家长应揉搓小儿的足底部，使其达到发热的程度，然后将双手搓热，按压小儿的腹部，也要使其达到发热的程度。还要把热水袋放于小儿的身体一侧，伴其入睡。

☺ 但要注意一定要对热水袋做好检查，千万不要让孩子被烫伤。当然，睡觉前能给孩子洗个热水澡，也是个不错的方法。如果做不到这一点，起码也应给孩子用热水洗脚。

☺ 还有一个办法可以帮助小儿改掉尿床的毛病，那就是每晚临睡前，将小儿俯卧，用手对其臀部轻轻地进行有节奏的拍打，在其入睡后，还要拍打一段时间，在夜间母亲也不要睡实，仍然要不时地拍打一会儿。这个办法既利于小儿入睡，又可使小儿入睡后大脑保持一定的清醒状态，有尿意时就有可能醒来自解小便。

☺ 按揉完背部穴位后，再转到腹部来。这里的神阙穴和天枢穴对于小儿腹泻有特效。如果两穴结合按揉，效果会更显著。按揉这两个穴位要以揉为主，还可以变成掌根揉。经过按揉之后，不仅腹泻症状会得到改善，腹痛、腹胀也会减轻。在按揉这两个穴位时，小儿感到很舒服，因而会变得很安静，按揉时间可以长一些。

☺ 如果小儿腹泻时伴有呕吐症状，可以对板门穴（在手掌大鱼际的平面）加以适当刺激。板门穴进行按揉后，再从拇指根部向掌横纹处边推边搓，进行 5～10 分钟，就能起到很好的止吐作用。

66 小儿惊风

（1）选穴：

水沟 人中沟中央近鼻孔处。

少商 手心向前，在拇指外侧指甲角旁 0.1 寸。

百会 后发际正中直上 7 寸，或头部正中线与两耳尖连线的交点处。

印堂 两眉头连线的中点。

山根 两眼内角连线的中点。

龟尾 在尾椎的尖端。

（2）操作方法：

☙ 在施行上述救治方法时，要注意力度应由轻到重，切勿用力过猛。如果发现小儿身上发热，可解开小儿衣服为其散热，但一旦发现出汗，就应马上避风，防止着凉。

67 小儿感冒

（1）选穴：

内八卦 手掌面，以掌心为圆心，从圆心至中指根横纹约 2/3 处为半径所作的圆周。

板门 在手掌大鱼际的平面。

黄蜂入洞 位于鼻翼两侧。

合谷 在手背上，第一、第二掌骨间，第二掌骨桡侧的中点。

攒竹 在面部，眉头凹陷中，眶上切迹处。

鱼腰 眉毛的中心。

阴阳 在腕部掌侧横纹的桡侧边及尺侧边。

二人上马 手背无名及小指掌指关节后凹陷中。

四缝 第二、第三、第四、第五指掌面，近端指关节横纹中点。

丝竹空 在面部，眉梢凹陷中。

天河水 前臂内侧正中，自腕横纹至肘横纹成一条直线。

肺金 无名指末节腹面。

六腑 前臂尺侧自肘关节至掌根成一直线。

小横纹 掌面食指、中指、小指掌指关节横纹处。

（2）操作方法：

☽ 对于外感风寒型感冒，应该按揉板门穴5分钟。接下来按揉阴阳穴1分钟，手法以阴重阳轻为宜。同时按揉黄蜂入洞穴1分钟。再接下来逆运行按揉内八卦穴区5分钟，点按四缝穴4分钟，按揉合谷穴1分钟以及肺金穴5分钟。最后推揉天河水穴区1分钟。

☽ 对于外感风热型感冒，指压顺序及手法与上述基本相同，不同的是在按揉完肺金穴后，增加六腑穴区3～5分钟的推揉，最后按揉二人上马穴3分钟，按揉小指根部的小横纹5分钟。

☽ 在结束针对以上两类感冒的指压时，还要对攒竹、鱼腰、丝竹空各穴掐按3～5次，以增加疗效。

 小儿咳嗽

（1）选穴：

板门 在手掌大鱼际的平面。

天河水 前臂内侧正中，自腕横纹至肘横纹成一条直线。

四缝 第二、第三、第四、第五指掌面，近端指关节横纹中点。

内八卦 手掌面，以掌心为圆心，从圆心至中指根横纹约2/3处为半径所作的圆周。

肺金 无名指末节腹面。

肾水 小指末节腹面。

脾土 拇指末节腹面。

合谷 在手背上，第一、第二掌骨间，第二掌骨桡侧的中点上。

肺俞 在背部，第三胸椎棘突下，旁开1.5寸。

列缺 屈手腕时手腕上有一条横纹，手心向前，在腕横纹上1.5寸。

尺泽 弯肘时有一条横纹，手心向前，在横纹的外侧端。

少商 手心向前，在拇指外侧指甲角旁 0.1 寸。

足三里 在小腿前外侧，犊鼻穴下 3 寸，距胫骨前缘一横指。

六腑 前臂尺侧自肘关节至掌根成一直线。

小横纹 掌面食指、中指、小指掌指关节横纹处。

（2）操作方法：

☺ 对于外感型咳嗽，应该首先推揉板门穴 5 分钟、天河水穴区 1 分钟，接下来逆运内八卦穴区 2 分钟，按压四缝穴 4 分钟。最后推揉肺金穴 5 分钟，点按小横纹穴 5 分钟。

☺ 对于内伤型咳嗽，首先推揉脾土穴 5 分钟，按压四缝穴 4 分钟，接下来推揉肾水穴 3 分钟，推揉板门穴 5 分钟。推揉天河水穴区 1 分钟。

☺ 如果不考虑咳嗽的分型，还可以对肺俞、列缺、合谷、尺泽、少商、足三里等穴进行按压。按压时如果能把手指当作针一样使用，就等于是掌握了指压法的秘诀。每次可选用 3～4 个穴位，每日 1 次，轮换按压。

69 小儿厌食

（1）选穴：

内八卦 手掌面，以掌心为圆心，从圆心至中指根横纹约 2/3 处为半径所作的圆周。

脾土 拇指末节腹面。

小天心 在手掌根部，大鱼际与小鱼际相结合处。

肾水 小指末节腹面。

肺金 无名指末节腹面。

外劳宫 在手背中央与劳宫穴相对处。

板门 在手掌大鱼际的平面。

天河水 前臂内侧正中，自腕横纹至肘横纹成一条直线。

四缝 第二、第三、第四、第五指掌面，近端指关节横纹中点。

二人上马 手背无名指及小指掌指关节后凹陷中。

合谷 在手背上，第一、第二掌骨间，第二掌骨桡侧的中点。

（2）操作方法：

☺ 对于病在脾的患儿，应首先推揉脾土穴，然后逆运内八卦穴区，按压四缝穴，接下来按压合谷穴1分钟，再推揉肾水穴5分钟，按揉外劳宫穴4分钟，最后按揉二人上马穴3分钟，推揉天河水穴区1分钟。

☺ 对于病在胃的患儿，应首先逆运内八卦2分钟，按压四缝穴4分钟，然后按压合谷穴1分钟，接下来推揉肺金穴5分钟，按揉小天心穴3分钟，最后按揉二人上马穴3分钟，推揉天河水穴区1分钟。

 小儿腹痛

（1）选穴：

内八卦 手掌面，以掌心为圆心，从圆心至中指根横纹约2/3处为半径所作的圆周。

四缝 第二、第三、第四、第五指掌面，近端指关节横纹中点。

脾土 拇指末节腹面。

肾水 小指末节腹面。

劳宫 在手掌心，第二、第三掌骨之间偏于第三掌骨，握拳屈指时中指尖处。

外劳宫 在手背中央与劳宫穴相对处。

板门 在手掌大鱼际的平面。

神阙 在腹中部，脐中央。

天河水 前臂内侧正中，自腕横纹至肘横纹成一条直线。

六腑 在前臂尺侧自肘关节至掌根成一直线。

二人上马 手背无名指及小指掌指关节后凹陷中。

合谷 在手背上，第一、第二掌骨间，第二掌骨桡侧的中点。

（2）操作方法：

☺ 对于伤食作痛，应该首先逆运内八卦穴区2分钟，然后按压四缝穴4分钟，推揉板门穴5分钟，接下来推揉六腑穴区5分钟，同时捏挤神阙穴。

☺ 对于寒凉作痛，应该首先推揉脾土穴5分钟，配合按揉内劳宫穴4

分钟，同时捏挤神阙穴，接下来推揉肾水穴 5 分钟，最后按压四缝穴 4 分钟，按揉二人上马穴 3 分钟。

♡ 对于蛔虫引发疼痛，应该首先按揉外劳宫穴 4 分钟，同时捏挤神阙穴，接下来逆运内八卦穴区 2 分钟，再按压四缝穴 4 分钟，最后推揉肾水穴 5 分钟，推揉天河水穴区 1 分钟。

 小儿泄泻

（1）选穴：

百会 后发际正中直上 7 寸，或头部正中线与两耳尖连线的交点处。

板门 在手掌大鱼际的平面。

脾经 在拇指桡侧自指尖至指根处（或在拇指末节腹面）。

胃经 在拇指掌面第一节。

肾经 在小指掌面稍偏尺侧，自小指尖直至掌根。

大肠 在食指桡侧缘，由指尖至虎口成一直线。

小肠 在小指尺侧边缘，自指尖至指根。

六腑 在前臂尺侧自肘关节至掌根成一直线。

天枢 在脐旁 2 寸的位置，左右各一，属足阳明胃经。

中脘 在脐上 4 寸，胸骨下端剑突至脐连线的中点。

外劳宫 在手背中央与劳宫穴相对处。

内八卦 手掌面，以掌心为圆心，从圆心至中指根横纹约 2/3 处为半径所作的圆周。

三关 在前臂桡侧，腕横纹至肘横纹成一直线。

上七节骨 在尾椎骨端（长强穴）至第四腰椎成一条直线。

下七节骨 在第四腰椎至尾椎骨端（长强穴）成一条直线。

龟尾 在尾椎的尖端。

一窝风 在手背、腕横纹中央的凹陷中。

肚角 在脐下 2 寸，旁开 2 寸两大筋的位置。

脾俞 在第十一胸椎棘突下，旁开 1.5 寸。

胃俞 在第十二胸椎棘突下，旁开1.5寸。

大肠俞 在第四腰椎棘突下，旁开1.5寸。

足三里 在小腿前外侧，犊鼻穴下3寸，距胫骨前缘一横指。

（2）操作方法：

小儿泄泻是一种小儿最常见的消化道疾病之一，在临床中往往表现为大便次数增多，便下稀薄或成水样。中医对该病有非常久远的认识和治疗经验，在点穴疗法方面也有丰富的经验，在治疗操作的时候，在中医理论指导下进行，具体的选择穴位和操作方法，根据辨证论治的原则进行，主要分为以下几种：

伤食泄泻 操作者用拇指或食指在大鱼际平面的中点上作揉法，操作次数为揉30～50次。用拇指或食指自掌根推向拇指根，次数为100～500次以清胃经。用右手拇指桡侧面，自指尖直推至虎口，来回推，次数为100～500次，以清补大肠。用掌心或四指按摩，时间为5分钟，以摩中脘。用拇指面自乾向坎运至兑为一遍，在运至离时轻轻而过，次数为100～500次，以运内八卦。两手拇指或者两手食指、中指、无名指和小指并拢，指腹同时自中脘穴斜下分推至腹两旁，分推的次数为100～300次，分腹阴阳。

主要的临床症状常见小儿腹痛腹胀，腹痛时想上厕所，泄泻后疼痛减轻，有时可见粪便酸臭犹如败卵；食欲不振，不想吃饭，有时打嗝嗳气，睡觉不踏实，手心脚心常常发热，口渴喜饮水；舌苔常见微黄或者黄腻，脉常见滑数有力，看三关指纹呈现紫红。

脾虚泄泻 使患者微屈拇指，自指尖推向指根以补脾经，操作次数100～500次。用右手拇指桡侧面，自指尖直推至虎口以补大肠，操作次数100～500次。以食指、中指二指并拢，自桡侧腕横纹起推至肘横纹处以推三关，次数为100～500次。用手掌或者四指按摩腹部以摩腹，按摩时间为5分钟。用中指端或者掌根揉脐部及其周围，按揉时间为5分钟。用拇指桡侧面，或者食指、中指二指面自下而上以推上七节骨，操作次数为100～200次。用食指、中指二指面自下而上作捏法，捏脊次数为3～5次。按揉胃俞、脾俞和大肠俞，操作按揉的次数均为50～100次。

主要的临床症状表现为经常泄泻，泄泻发生的时间比较长，大便稀薄，常常不能消化水谷，面色萎黄，形体消瘦，食欲不振，常见食过之后发生泄泻，往往粪便色白而不臭。舌苔常见淡薄，三关指纹常见色淡。

阳虚泄泻　使患者微屈拇指，自指尖推向指根以补脾经，操作次数100～500次。自掌根推至小指尖以补肾经，次数为100～500次。以食指、中指二指并拢，自桡侧腕横纹起推至肘横纹处以推三关，次数为100～500次。用右手拇指桡侧面，自指尖直推至虎口以补大肠，操作次数100～500次。用拇指面自乾向坎运至兑为一遍，在运至离时轻轻而过，次数为100～500次，以运内八卦；用中指端或者掌根揉脐部及其周围，按揉时间为5分钟。用拇指桡侧面，或者食指、中指二指面自下而上以推上七节骨，操作次数为100～200次。用食指或者中指揉按揉外劳宫，操作次数为100～500次。用指端按或揉，称按百会或揉百会，按30～50次，揉100～200次。

主要的临床症状表现为泄泻日久，食完就泄，晨起泄泻多见，大便清稀，水谷不化，手脚冰凉，怕冷，小便清长，精神不佳，面色发白。舌苔常见薄白，三关指纹常见色淡。

湿热泄泻　使患儿拇指伸直自指根推向指尖直推向指根以清脾经，次数为100～500次。用拇指或食指自掌根推向拇指根，次数为100～500次以清胃经。用右手拇指桡侧面，自虎口直推至指尖以清小肠，次数为100～500次。以食指、中指二指指腹，自肘关节推至掌根以退六腑，操作次数为100～500次。以食指或者中指揉天枢，揉的次数为100～200次。用拇指桡侧面，或者食指、中指二指面自上而下作直推，以推下七节骨，操作次数为100～200次。

主要的临床症状表现为大便暴注泻下，粪便黄而臭，有时还可以见到少许黏液，厌食，身热口渴，小便黄赤而少，肛门灼热。舌苔常见黄腻，三关指纹常见色紫。

寒湿泄泻　使患者微屈拇指，自指尖推向指根以补脾经，操作次数100～500次。以食指、中指二指并拢，自桡侧腕横纹起推至肘横纹处以推三关，次数为100～500次。用右手拇指桡侧面，自指尖直推至虎口以补大肠，操作次数 100～500 次。用食指或者中指揉外劳宫，操作次数为 100～500 次。用中指端或者掌根揉脐部及其周围，按揉时间为 5 分钟。用拇指、食指、中指三指向深处拿之，一拿一松为一次，以拿肚角，次数为 3～5 次。以右手拇指或者食指以揉一窝风，揉 100～300 次。用拇指桡侧面，或者食指、中指二指面自下而上以推上七节骨，操作次数为 100～200 次。按揉鱼尾 50～100 次。按揉足三里穴 50～100 次。

主要的临床症状表现为大便稀溏，多见泡沫，肠鸣音亢进，腹痛腹胀，食凉或者受凉后疼痛更加明显，小便清长但是口渴不明显。舌苔常见略白腻，三关指纹略红不紫。

 小儿积滞

（1）选穴：

脾经　在拇指桡侧自指尖至指根处（或在拇指末节腹面）。

大肠　在食指桡侧缘，由指尖至虎口成一直线。

肾经　在小指掌面稍偏尺侧，自小指尖直至掌根。

内八卦　手掌面，以掌心为圆心，从圆心至中指根横纹约 2/3 处为半径所作的圆周。

板门　在手掌大鱼际的平面。

腹　腹部。

天枢　在脐旁 2 寸的位置，左右各一，属足阳明胃经。

中脘　在脐上 4 寸，胸骨下端剑突至脐连线的中点。

下七节骨　在尾椎骨端（长强穴）至第四腰椎成一条直线。

四横纹　在手掌面，第二至五指节第一指关节的横纹。

小横纹　在手掌面，第二至第五指指掌关节之横纹。

二人上马　手背无名指及小指掌指关节后凹陷中。

外劳宫　在手背中央与劳宫穴相对处。

一窝风　在手背、腕横纹中央的凹陷中。

（2）操作方法：

小儿积滞，是指小儿内伤乳食，停滞不化，所形成的一种胃肠系统疾病。在中医辨证论治理论的指导下，中医点穴疗法对于该病的治疗有良好的效果，对其操作方法详述如下。

乳食积滞 使患者微屈拇指，自指尖推向指根以补脾经，操作次数100～500次。用拇指或食指在大鱼际平面的中点上作揉法，以揉板门，次数为100～300次。用右手拇指桡侧面，自虎口直推至指尖以清大肠，次数为100～500次。以拇指桡侧在四横纹穴左右推，以推四横纹，推的次数为100～300次。用拇指面自乾向坎运至兑为一遍，在运至离时轻轻而过，以运内八卦，次数为100～500次。两手拇指或者两手食指、中指、无名指和小指并拢，指腹同时自中脘穴斜下分推至腹两旁，以分推腹阴阳，次数为100～300次。以食指或者中指揉天枢5分钟。以食指或者中指揉足三里5分钟。用拇指桡侧面，或者食指、中指二指面自上而下作直推下七节骨，操作次数为100～200次。

临床的主要症状有不思饮食，小儿不喜吮乳，有时吐乳，腹胀，大便酸臭，腹胀腹痛，便后缓解，有时还可见到皮肤容易过敏，或者手心足心热，夜间烦躁啼哭。舌质往往偏红，舌苔多见略黄，或黄腻，脉多滑数，三关指纹多呈紫色。

脾胃虚寒 使患者微屈拇指，自指尖推向指根以补脾经，操作次数100～500次。以拇指桡侧在四横纹穴左右推，以推四横纹，推的次数为100～300次。用拇指面自乾向坎运至兑为一遍，在运至离时轻轻而过，以运内八卦，次数为100～500次。以食指或中指揉小横纹，操作次数为100～500次。以拇指或者中指揉二人上马，次数为100～500次。用食指或者中指揉外劳宫，操作次数为100～500次。以右手拇指或者食指揉一窝风，次数为100～300次。揉脐5分钟。揉中脘5分钟。自掌根推至小指尖以补肾经，操作次数为100～500次。

临床的主要症状有厌食，形体消瘦，面色萎黄，手足不温，畏寒，腹部偏凉，食凉或受凉后腹部疼痛或想上厕所，大便溏泄并夹杂有完谷不化，小便清长。

舌苔往往淡白略腻，三关指纹呈淡红。

 小儿便秘

（1）选穴：

六腑 在前臂尺侧自肘关节至掌根成一直线。

天河水 前臂内侧正中，自腕横纹至肘横纹成一条直线。

三关 在前臂桡侧，腕横纹至肘横纹成一直线。

脾经 在拇指桡侧自指尖至指根处（或在拇指末节腹面）。

肾经 在小指掌面稍偏尺侧，自小指尖直至掌根。

大肠 在食指桡侧缘，由指尖至虎口成一直线。

腹 腹部。

脐 在肚脐中，属任脉，又指脐周腹部。

天枢 在脐旁2寸的位置，左右各一，属足阳明胃经。

下七节骨 在第四腰椎至尾椎骨端（长强穴）成一条直线。

足三里 在外侧膝眼下3寸，胫骨外侧约一横指处。

（2）操作方法：

小儿便秘是指大便难，秘结不通，每次排便的间隔时间太长，或者有便意时排出比较困难。便秘与体质、饮食、运动等多个因素有关，并且还会带来痔疮、脱肛、肛裂、上火、消化不良等多种后果，中医点穴疗法通过对小儿特定穴位进行操作，可以预防、缓解和治疗小儿便秘，具体的操作方法如下。

实热便秘 以食指、中指二指指腹，自肘关节推至掌根以退六腑，操作次数为100～500次。用食指、中指二指指腹，从腕横纹起，推至肘横纹以清天河水，操作次数为100～500次。使患儿拇指伸直自指根推向指尖以清脾经，次数为100～500次。用右手拇指桡侧面，自虎口直推至指尖以清大肠，次数为100～500次。揉腹5分钟。揉天枢5分钟。用拇指桡侧面，或者食指、中指二指面自上而下作直推下七节骨，次数为100～200次。

临床的主要症状有几天大便一次，大便干，排便困难，时疼痛，口臭，喜凉，容易上火，腹胀，腹痛，口唇干燥，小便黄赤。舌苔往往黄腻略干燥，三关指纹呈现紫色。

阳虚便秘 使患者微屈拇指，自指尖推向指根以补脾经，操作次数为 100 ～ 500 次。用右手拇指桡侧面，自虎口直推至指尖以清大肠，次数为 100 ～ 500 次。以食指、中指二指并拢，自桡侧腕横纹起推至肘横纹处以推三关，次数为 100 ～ 500 次。揉脐 5 分钟。揉天枢 5 分钟。揉足三里 5 分钟。自掌根推至小指尖以补肾经，次数为 100 ～ 500 次。用拇指桡侧面，或者食指、中指二指面自上而下作直推下七节骨，次数为 100 ～ 200 次。

临床的主要症状有大便不硬，不干燥，但是排便困难，时间长，排便少，间隔时间长，形体消瘦，手足不温，小便清长，腹部凉，冷痛，喜热饮，畏寒，怕风。舌苔往往淡白略薄，三关指纹略淡。

 小儿呕吐

（1）选穴：

板门 在手掌大鱼际的平面。

脾经 在拇指桡侧自指尖至指根处（或在拇指末节腹面）。

胃经 在拇指掌面第一节。

肝经 在食指掌面末节。

大肠 在食指桡侧缘，由指尖至虎口成一直线。

六腑 在前臂尺侧自肘关节至掌根成一直线。

内八卦 手掌面，以掌心为圆心，从圆心至中指根横纹约 2/3 处为半径所作的圆周。

外劳宫 在手背中央与劳宫穴相对处。

三关 在前臂桡侧，腕横纹至肘横纹成一直线。

四横纹 在手掌面，第二至五指节第一指关节的横纹。

腹 腹部。

中脘 在脐上 4 寸，胸骨下端剑突至脐连线的中点。

下天柱骨 颈后发际正中至大椎成一直线。

下七节骨 在第四腰椎至尾椎骨端成一条直线。

足三里 在外侧膝眼下 3 寸，胫骨外侧约一横指处。

（2）操作方法：

小儿呕吐在临床中尤为常见，是指食物从口中而吐，或者干呕没有吐出食物，都属于呕吐范围。常常引起孩子家长的害怕和关注，中医点穴疗法对一些排除器质性病变，由功能性引起的呕吐，有着良好的疗效，其具体的操作方法如下。

脾胃虚寒 使患者微屈拇指，自指尖推向指根以补脾经，操作次数为 100～500 次。揉腹 5 分钟。揉外劳宫 5 分钟。揉中脘 5 分钟。以食指、中指二指并拢，自桡侧腕横纹起推至肘横纹处以推三关，次数为 100～500 次。用拇指或者食指、中指面自上而下直推下天柱骨，次数为 100～500 次。揉足三里 5 分钟。

主要的临床症状有呕吐时作时止，起病缓，病程长，呕吐物常常不能消化，四肢不温，腹痛喜按，喜温，大便不成形，小便清长，形体消瘦，爪甲不荣。舌苔往往淡白，三关指纹有时呈现青色。

胃火旺盛 使患儿拇指伸直自指根推向指尖以清脾经，操作次数为 100～500 次。用拇指或食指自掌根推向拇指根以清胃经，操作次数为 100～500 次。用右手拇指桡侧面，自虎口直推至指尖以清大肠，操作次数为 100～500 次。自食指掌面末节指纹起向指尖推以清肝经，操作次数为 100～500 次。以食指、中指二指指腹，自肘关节推至掌根以退六腑，操作次数为 100～500 次。用拇指桡侧面，或者食指、中指二指面自上而下作直推下七节骨，次数为 100～500 次。用拇指面自乾向坎运至兑为一遍，在运至离时轻轻而过，以运内八卦，操作次数为 100～500 次。

临床症状主要表现为不思饮食，食入即吐，口臭，呕吐物酸腐，口渴，喜冷饮，手心足心发热，夜间烦躁不安不易入睡，磨牙，大便干结或者腐臭，小便黄赤且短小。舌苔往往黄腻干燥且质红。三关指纹时呈现紫色。

伤乳伤食 用拇指或食指自掌根推向拇指根以清胃经，操作次数为 100 至 500 次。以食指、中指二指指腹，自肘关节推至掌根以退六腑，操作次数为 100～500 次。用拇指面自乾向坎运至兑为一遍，在运至离时轻轻而过，以运内八卦，操作次数为 100 ～ 500 次。以拇指甲依次掐之，继而揉四横纹，操作次数为 100 ～ 300 次。用两手拇指或者两手食指、中指、无名指和小指并拢，指腹同时自中脘穴斜下分推至腹两旁，以分腹阴阳，操作的次数为 100 ～ 300 次。用拇指桡侧面，或者食指、中指二指面自上而下作直推下七节骨，次数为 100 ～ 500 次。揉足三里 5 分钟。揉天枢 5 分钟。

临床症状主要表现为口气酸臭，不思饮食，腹胀，腹痛，呕吐物酸臭或者夹杂不消化食物，大便有时溏泄有时秘结不规律。舌苔往往黄厚腻或者白厚腻，三关指纹时呈现紫色。

 小儿疳证

（1）选穴：

三关 在前臂桡侧，腕横纹至肘横纹成一直线。

六腑 在前臂尺侧自肘关节至掌根成一直线。

脾经 在拇指桡侧自指尖至指根处（或在拇指末节腹面）。

肝经 在食指掌面末节。

肺经 在无名指掌面末端。

心经 在手中指掌面末节。

肾经 在小指掌面稍偏尺侧，自小指尖直至掌根。

内八卦 手掌面，以掌心为圆心，从圆心至中指根横纹约 2/3 处为半径所作的圆周。

大肠 在食指桡侧缘，由指尖至虎口成一直线。

板门 在手掌大鱼际的平面。

脊柱 在大椎至长强成一直线。

脾俞 在第十一胸椎棘突下，旁开 1.5 寸。

胃俞 在第十二胸椎棘突下，旁开 1.5 寸。

肺俞 在第九胸椎棘突下，旁开 1.5 寸。

肝俞 在第九胸椎棘突下，旁开 1.5 寸。

肾俞 在第二腰椎棘突下，旁开 1.5 寸。

大椎　在第七颈椎与第一胸椎棘突之间，属于督脉。

小天心　在掌根、大小鱼际交接的凹陷中。

天河水　前臂内侧正中，自腕横纹至肘横纹成一直线。

二人上马　手背无名指及小指掌指关节后凹陷中。

总筋　在手腕掌后横纹中点。

小横纹　手掌面食指、中指、无名指、小指掌指关节横纹处。

四横纹　在手掌面，第二至五指节第一指关节的横纹。

（2）操作方法：

疳证在临床中是一个常见病、多发病，其特点是面黄肌瘦，精神不振，无精打采，毛发焦枯，青筋暴露，饮食异常。总的原因是脾胃损伤，消化无力，纳少纳差，津液不能输布转化，脏腑失去精微物质来源而引起的。中医对疳证的认识比较久远，临床中分的类型也比较多，根据不同的情况，进行相应的治疗，而点穴疗法则有其独特的治疗作用，其具体的操作方法如下。

脾疳　使患者微屈拇指，自指尖推向指根以补脾经，操作次数为100～500次。自指尖直推至虎口，往返推，为清补大肠，操作次数为100～500次。食指、中指二指指腹，自肘关节推至掌根，以退六腑，操作次数为100～500次。以食指、中指二指并拢，自桡侧腕横纹起推至肘横纹处，以推三关，次数为100～500次。用拇指面自乾向坎运至兑为一遍，在运至离时轻轻而过，以运内八卦，操作次数为100～500次。揉板门，次数为100～500次。用食指、中指二指面自下而上作直推，以捏脊，次数为3～5次。揉脾俞、胃俞5分钟。

临床的主要症状表现为食欲不振，面黄肌瘦，不思饮食，腹大如鼓，腹痛腹硬，头发结穗，潮热汗出等。舌苔往往黄厚腻，略燥。

肝疳　自食指掌面末节指纹起向指尖推以清肝经，操作次数为100～500次。自中指掌面末节指纹起推向指尖以清心经，操作次数为100～500次。自掌根推至小指尖以补肾经，操作次数为100～500次。使患者微屈拇指，自指尖推向指根以补脾经，操作次数为100～500次。用拇指面自乾向坎运至兑为一遍，在运至离时轻轻而过，以运内八卦，操作次数

为 100～500 次。用食指、中指二指面自下而上作直推，以捏脊，次数为 3～5
次。按揉脾俞、肝俞、肾俞 5 分钟。

临床的主要症状表现为小儿头发直立，面目发青，爪甲不荣，青筋暴露，
腹大如鼓，形体消瘦，大便色青，怕风。

心疳 用食指、中指二指指腹，从腕横纹起，推至肘横纹以清天河水，
操作次数为 100～500 次。用食指或者中指屈曲，以指尖或指间关节捣小天
心，次数，操作次数为 100～500 次。以拇指或中指按揉总筋，操作次数为
100～500 次。以拇指或者中指揉二人上马，操作次数为 100～500 次。自
中指掌面末节指纹起推向指尖以清心经，操作次数为 100～500 次。使患者
微屈拇指，自指尖推向指根以补脾经，操作次数为 100～500 次。按揉心俞、
肾俞各 5 分钟。

临床的主要症状表现为容易受惊，惊悸不安，容易上火，口舌生疮，咽
喉容易发炎红肿，夜间盗汗，渴喜饮水，厌食，形体消瘦。舌质红，苔略黄厚。

肺疳 使患者微屈拇指，自指尖推向指根以补脾经，操作次数为
100～500 次。自无名指掌面末节指纹起推至指尖，往返推，以清补肺经，
操作次数为 100～500 次。用拇指面自乾向坎运至兑为一遍，在运至离时轻
轻而过，以运内八卦，操作次数为 100～500 次。揉小横纹 5 分钟。按揉肺俞、
脾俞、大椎各 5 分钟。

临床的主要症状表现为体质虚弱，容易出汗，容易感冒流清涕，易发咳
嗽气喘，易发过敏，面色发白，毛发焦枯不荣并发黄，肌肤干燥没有光泽等。
舌苔往往淡白而燥，并有裂纹。

肾疳 使患者微屈拇指，自指尖推向指根以补脾经，操作次数为
100～500 次。自掌根推至小指尖以补肾经，操作次数为 100～500 次。以
拇指甲依次掐之，继而揉四横纹，操作次数为 100～300 次。以拇指或者中
指揉二人上马，操作次数为 100～500 次。按揉脾俞、肾俞各 5 分钟。

临床的主要症状表现为形体消瘦，不思饮食，手足冰凉，面色发黑，牙
龈容易出血，发育缓慢等。

76 小儿近视

（1）选穴：

晴明 在眼内眦角上方 0.1 寸处。

攒竹 在面部，当眉头陷中，眶上切迹处。

丝竹空 在面部，当眉梢凹陷处。

太阳 在耳郭前面，前额两侧，外眼角延长线的上方。

四白 目正视，瞳孔直下，当眶下孔凹陷处。

风池 后发际两侧凹陷处。

风门 第二胸椎棘突下，旁开 1.5 寸。

翳风 在耳垂后耳根部，颞骨乳突与下颌骨下颌支后缘间凹陷处。

天柱骨 颈后发际正中至大椎成一直线。

心俞 在背部，当第 5 胸椎棘突下，旁开 1.5 寸。

脾俞 在第十一胸椎棘突下，旁开 1.5 寸。

胃俞 在第十二胸椎棘突下，旁开 1.5 寸。

肾俞 在第二腰椎棘突下，旁开 1.5 寸。

命门 位于腰部，当后正中线上，第二腰椎棘突下凹陷中。

合谷 在手背，第一、第二掌骨间，第二掌骨桡侧的中点。

涌泉 位于足跖屈卷足时，在足心前 1/3 的凹陷中。

（2）操作方法：

随着电子产品，如电视、手机、平板电脑的大量普及，以及人们获取信息途径的变化，人们对于用眼的时间要求越来越多，尤其是正在生长发育的儿童，所有的器官都像种子发芽一样，处于一个非常弱小的时期，经不起电子产品的长期冲击，近视小儿在临床中尤其多见，对孩子的未来产生极大的影响，一定要引起家长的高度重视。中医人为"肝开窍于目"，对于保护眼睛，预防和治疗近视有一定的认识，尤其是中医穴位按摩对近视有明显的改善作用，其具体操作方法如下。

肝肾亏虚 揉晴明、攒竹、丝竹空、太阳、四白等穴位 5 分钟。两只手分别按两侧风池穴，两指同时用力一捏一松，以拿风池，操作次数为 5 ～ 10 次。用拇指或者食指、中指腹面自上而下直推天柱骨，操作次数为 100 ～ 500 次。按揉风门、脾俞、胃俞、肾俞、涌泉各 5 分钟。用拇指和食指捏住合谷，用力一捏一松，以拿合谷，操作次数为 5 ～ 10 次。

临床主要症状表现为生长发育偏慢，面色无华，目光不能看远，常常眯着眼睛看东西，有时候还迎风流泪，不能长时间看东西，容易产生疲劳感。舌苔往往淡白，三关指纹偏淡。

心阳不足 揉睛明、攒竹、太阳、四白、翳风等穴位 5 分钟。用拇指和食指按揉风池 5 分钟。用拇指或者食指、中指腹面自上而下直推天柱骨，操作次数为 100 ～ 500 次。按揉心俞、肾俞、命门等穴位 5 分钟。

临床主要症状表现为怕冷，手足不温，容易眼睛疲劳，长时间看东西之后会出现眼睛酸痛的情况，眼中没有神光，无精打采，有时还会出现惊悸。舌苔往往为淡白，三关指纹略淡。

附　穴位图

手太阴肺经图

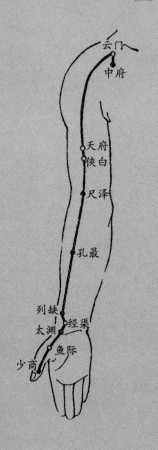

手阳明大肠经图

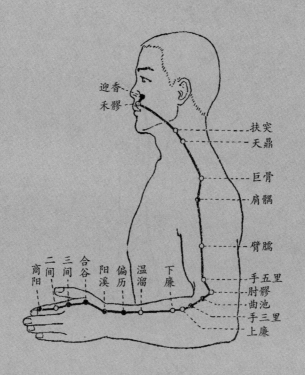

足阳明胃经图

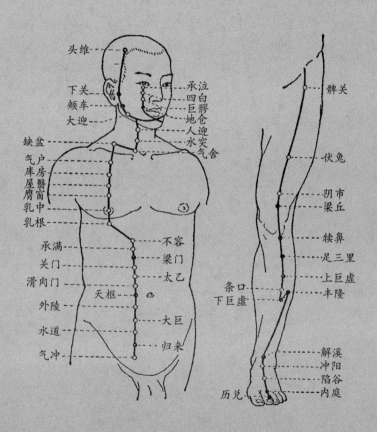

头维
下关
颊车
大迎
缺盆
气户
库房
屋翳
膺窗
乳中
乳根
承满
关门
滑肉门
天枢
外陵
水道
气冲

承泣
白膠
四巨髎
地仓
人迎
水突
气舍

不容
梁门
太乙

大巨
归来

髀关
伏兔
阴市
梁丘
犊鼻
足三里
上巨虚
丰隆
解溪
冲阳
陷谷
内庭

条口
下巨虚
历兑

足太阴脾经图

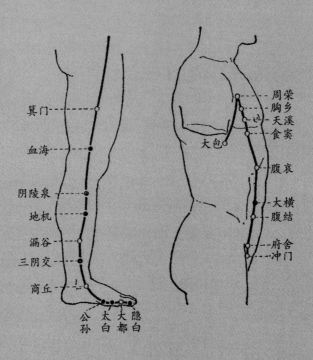

箕门

血海

阴陵泉

地机

漏谷

三阴交

商丘

公孙　太白　大都　隐白

大包

周荣　荣乡
胸乡
天溪
食窦
腹哀
大横
腹结
府舍
冲门

手少阴心经图

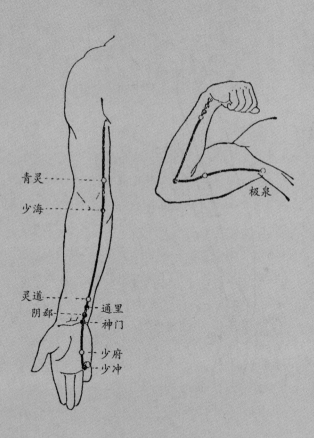

青灵

少海

灵道

阴郄

通里

神门

少府

少冲

极泉

手太阳小肠经图

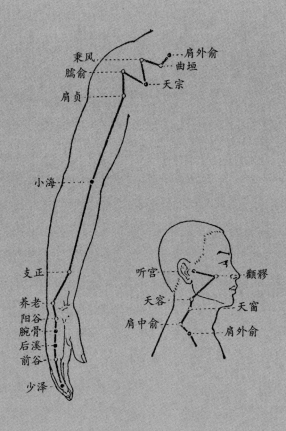

足太阳膀胱经图

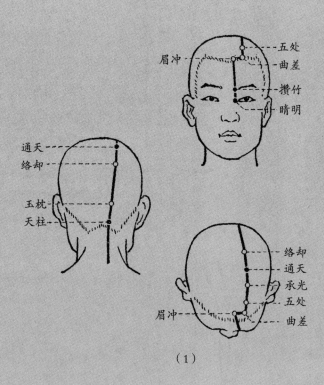

五处
眉冲
曲差
攒竹
晴明

通天
络却
玉枕
天柱

络却
通天
承光
五处
眉冲
曲差

（1）

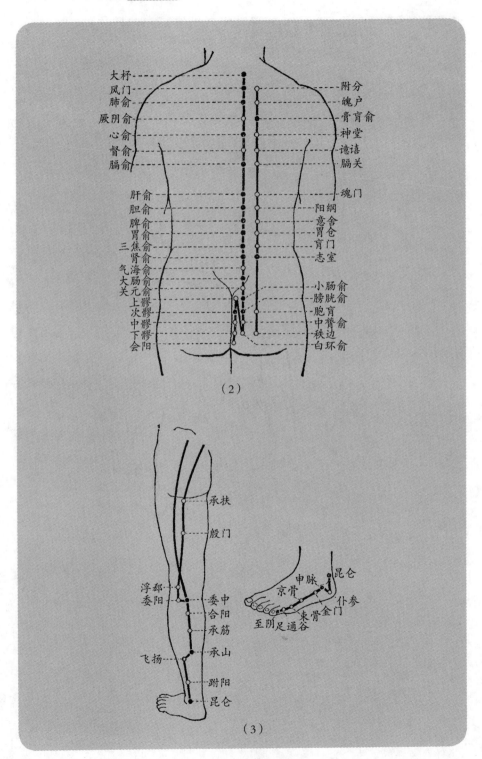

（2）

（3）

足少阴肾经图

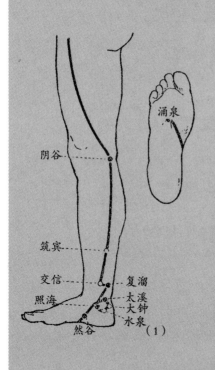

阴谷

涌泉

筑宾

交信　复溜
照海　太溪
　　　大钟
　　　水泉
然谷　（1）

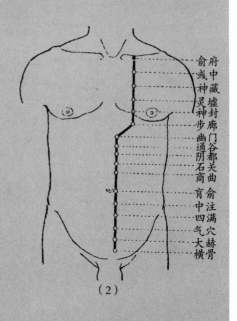

俞府
中藏
彧神
封廊
灵神步
幽谷都关曲
通阴
石商
肓俞注满穴
中四
气赫骨
大横

（2）

手厥阴心包经图

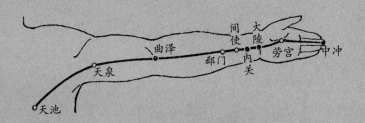

手少阳三焦经图

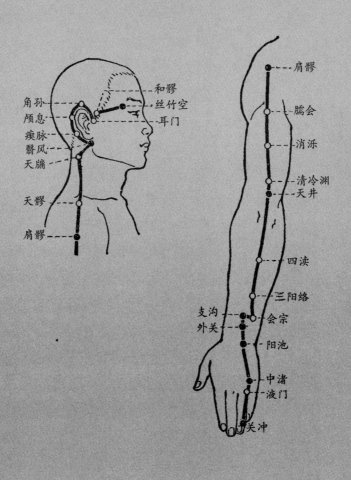

足少阳胆经图

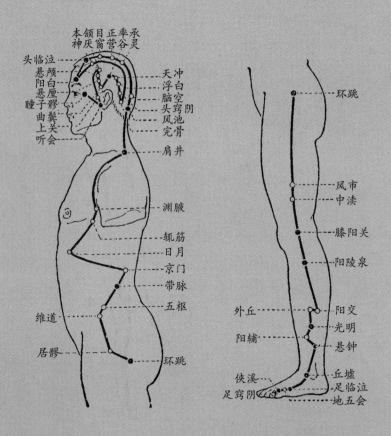

足厥阴肝经图

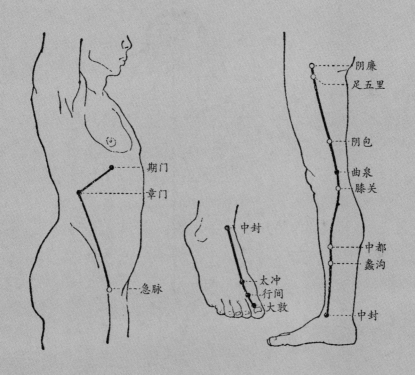

- 阴廉
- 足五里
- 阴包
- 曲泉
- 膝关
- 中都
- 蠡沟
- 中封
- 期门
- 章门
- 急脉
- 中封
- 太冲
- 行间
- 大敦

任脉图

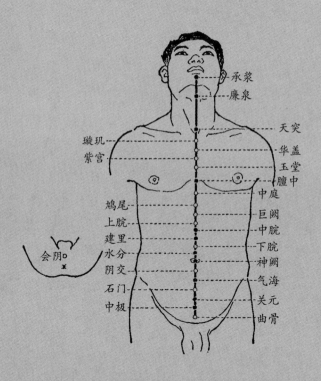

承浆
廉泉

璇玑
紫宫

天突
华盖
玉堂
膻中
中庭

鸠尾
上脘
建里
水分
阴交
石门
中极

会阴

巨阙
中脘
下脘
神阙
气海
关元
曲骨

督脉图

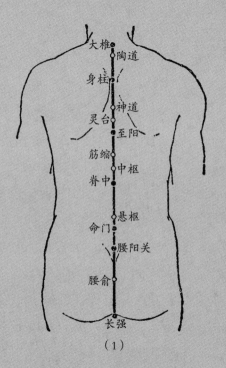

（1）

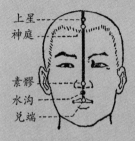
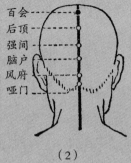
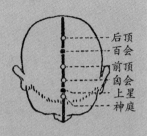

（2）

取穴折量分寸图

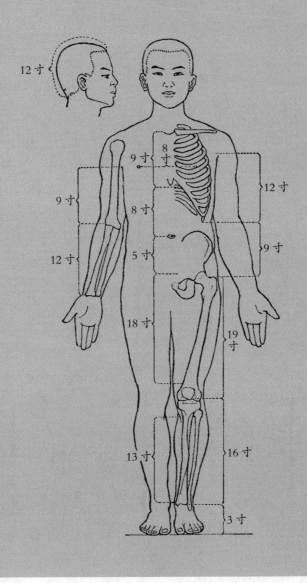

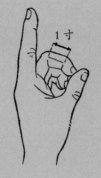 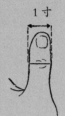

中指同身寸　拇指同身寸

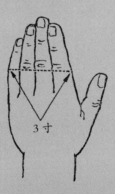

一夫法